编委会

中医古籍出版社

图书在版编目(CIP)数据

每天健康多一点/林家扬，熊嘉玮，方帮助编撰.
-北京:中医古籍出版社,2012.3

ISBN 978-7-80174-976-5

Ⅰ.①每... Ⅱ.①林...②熊...③方...Ⅲ.①保健-
基本知识 Ⅳ.①R161

中国版本图书馆CIP数据核字（2011）第053509号

每天健康多一点

主　　编:	林家扬　熊嘉玮　方帮助
出版策划:	陈家泽
责任编辑:	黄　鑫
编　　辑:	张永达　李杏曜　罗　昉
书籍设计:	杨踪葆　李沚珊
摄　　影:	陈传伟
校　　对:	麦富华　方嘉慧
出版发行:	中医古籍出版社
地　　址:	北京东直门内南小街16号(100700)
印　　刷:	廊坊市恒泰印务有限公司
印　　张:	11
开　　本:	185mm×260mm
字　　数:	160千字　　彩图:230幅
版　　次:	2012年3月第1版　2012年3月第1次印刷
印　　数:	0001-5000册
书　　号:	ISBN 978-7-80174-976-5
定　　价:	48.00元

序

　　穴位保健养生是祖国针灸医学的重要组成部分，是以中医学理论为指导，经络腧穴学说为基础，通过按压刺激人体特定的穴位，激发人体的经络之气，以达到通经活络、调整人体器官机能、祛邪扶正为目的疗法。现代临床研究更证实，穴位按压具有提高人体免疫功能和延缓衰老的优势，由于这种方法使用方便、操作简单、易学易用、疗效显著，因此很值得作为中医科普教育，推广给广大群众作为防病治病之用。

　　世界针灸学会联合会的宗旨是促进针灸医学的发展，不断提高针灸医学在世界医疗卫生保健工作中的地位和作用，为人类的健康做出贡献。我们十分鼓励和支持香港针灸学会依据针灸经穴穴名和定位的国际标准，在香港致力宣传和推广针灸医学，大力发展针灸科普教育工作，出版针灸学术和科普刊物，以促进香港和世界针灸学术交流的发展，提高香港市民健康的水平。

　　《每天健康多一点》结合了中医辨证论治的特点，将体质型格归纳分类为九种，通过量表的方式分析个人体质，配合相应的腧穴、耳穴按压和生活宜忌方法，结合保健操和养生功法的锻炼方法，让读者得到全面的健康。本书采用专业标准定位方法，内容深入浅出，图文并茂，通俗实用。希望本书的出版，能够带给大家更多的专业穴位保健养生方法，对防治疾病起到指导作用。

邓良月　教授

世界卫生组织正式工作关系的非政府组织成员机构

世界针灸学会联合会主席

序

　　生命源于运动，健康在于养生！养生方法不少，如顺时养生、情志养生、饮食养生、运动养生、惜精养生、针灸推拿养生等等，目的都是追求健康。健康之道，不仅仅是延年益寿，更重要的是在有生之年，预防小病小痛，减少疾患！正如《内经》所云：未病先防。

　　顺应四时、年龄、动静、阴阳等，保持机体内外环境协调统一。调畅情志，自我解脱，移情易性，平衡心理发展，支持生理安稳。分辨饮食宜忌，注意质量数量，适当使用药膳，有助预防衰老。意动气动形体动，顺乎自然者，既可通畅百脉，又能调和气血，保健防病之方。非时耗精，肾气益虚，早衰之兆，宜适时养精，以使肾气充盛，防病延年。通过针灸、推拿、按摩和导引术，启动机体脏腑经络，促进气血运行，增强抗病能力，提高免疫功能，发挥防治疾病、保健强身的作用。

　　《每天健康多一点》一书，简易实用，给予全人类得到健康，只要每日持之习练，一点一滴的累积，则见病痛消减，更见青春可驻，延迟衰老！

陈家泽

陈家泽　教授

香港针灸学会会长
世界针灸学会联合会第七届执行委员
广州中医药大学医学针灸博士
南方医科大学中西结合医学博士
香港中医药管理委员会注册中医师
国际针灸医师资格
国际中医师资格

　　生命有限，健康无价。生老病死是人生必经的阶段，也是大自然的规律。我们不能追求长生不老，但我们可保护自己的健康和生命，尽量减少疾病发生的机会。这种根据生命发展的规律，采取各种方法保养身体，减少疾病，增进健康，延年益寿的活动即是养生。养生对任何人来说都是必需的，但是养生之道种类繁多，包罗万象，中西医学和民间的方法各有差异，很多人花了很多时间和心血，不但没有取得预期的保健效果，个别甚至适得其反，导致体质转差，原来想促进健康，最后却有损健康。问题的主因都是大家对养生的认识不够全面，同时忽略了"体质"和"养生"配合的重要性。

　　养生与体质关系密切，相互影响，体质直接反映了我们身体体型的强弱、性格特征、生活习惯，甚至寿命的长短等。西方医学认为体质与遗传基因有关，而中医学则认为体质除了先天的因素外，还会受后天因素影响。先天因素包括了父母的体质、怀孕和生育的过程；后天因素是指我们所居处的地方、精神状态、生活环境、社会文化和饮食习惯等。先天和后天因素均是影响体质的关键，也是影响健康的重要因素。由于每个人的体质各异，养生的方法也就大有不同，故此我们在寻找适合自己的养生方法前，必须先进行「自我体质」的评估，了解自身体质的特点，再根据这些特点进行选择，这样才能更有效地达到个体化调理养生的效果，获得真正全面的健康。

　　养生的方法重视可持续性，以方便实用、易于操作、效果显著、无副作用者为佳。经络穴位按压保健法已有数千年的历史，是我国历代医学家在医疗实践中通过反复摸索、验证、总结所创立，以经络腧穴学说为基础的按摩保健疗法，是祖国中医养生学理论的重要组成部分。其特点是操作容易，使用简便，手法渗透力强，能刺激人体的穴位，激发经络之气，达到通经活络、平衡阴阳、调整脏腑机能、提高人体免疫能力、放松肌肉、消除疲劳及延年益寿之功效。经络穴位按压保健方法具有独特的优势，如果配合不同人群的体质特点来操作，则能够成为大家日常生活中更专业、更以人为本的养生方法。

　　本书设计的目的是以临床常见的九种体质为基础，采用最直接和简单的方法，运用深入浅出的表达方式，让大家了解自我体格，并提供配合不同体格的专业穴位按压保健方法和强化肢体运动的导引术，以加强身心保护，减少疾病的发生，使大家每天都能得到全面的健康。

主编

目录

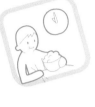

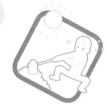

目录

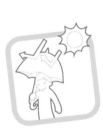
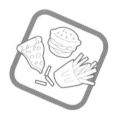
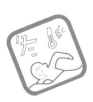

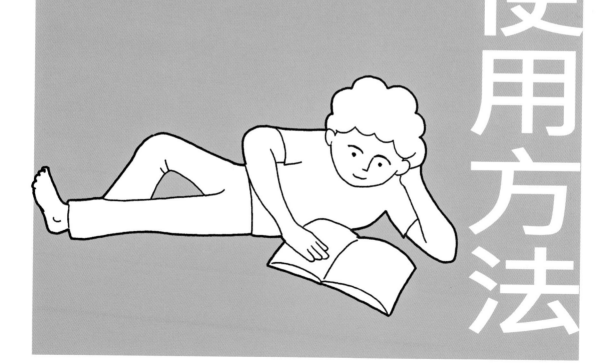

每天健康多一点

使用方法

第一步：使用九型体格量表

使用方法

1. 首先请仔细地阅读九种体格的量表。
2. 当在某一种体格中，发现经常出现的征症，请在 ☐ 里以 ✓ 作记录。
3. 当在某一种体格中，有五个或以上 ✓ 的记录，可判断属于该型体格。
4. ✓ 的记录越多，属于该型体格的肯定性越高。

结果分析

完成九种量表记录后，统计具有五个或以上 ✓ 的体格，进行以下结果分析。

1. 单纯型体格：
   只在单一体格中出现五个或以上 ✓ 的记录。
2. 双重型体格：
   在二种体格中均出现五个或以上 ✓ 的记录，以出现次数最多的体格为主型体格，其他则为次型体格。
3. 三重型体格：
   在三种体格中均出现五个或以上 ✓ 的记录，以出现次数最多的体格为主型体格，其他则为次型体格。
4. 多重型体格：
   超过三种体格中均出现五个或以上 ✓ 的记录，以出现次数最多的体格为主型体格，其他则为次型体格。
5. 不定型体格：
   在九种体格中均没有出现五个或以上 ✓ 的记录，以出现次数最多的体格为暂定体格，建议配合中医师诊断意见。

使用方法

使用九型

使用体格量表

制作手指同

身寸剪影尺

量表

配穴解读

锻炼

Q&A

体格配穴解读

完成结果分析后，进入属于自己的体格解读，了解个人体质的特点，认识个性化的穴位（腧穴和耳穴）按压方法、保健方法及生活宜忌的注意事项。健康就是从这一点开始！

1. 单纯型体格：

重点理解属于自己的体格配穴解读。

2. 双重型体格：

重点理解属于自己的主型体格配穴解读，同时可参考使用次型体格配穴解读。

3. 三重型体格：

重点理解属于自己的主型体格配穴解读，同时可根据排序，参考使用其他次型体格配穴解读。

4. 多重型体格：

重点理解属于自己的主型体格配穴解读，同时可根据排序，参考使用其他次型体格配穴解读。

5. 不定型体格：

可先理解属于自己的暂定体格配穴解读，建议咨询或寻求中医师的意见。

温馨提示：

很多人的体质都是复杂而呈多向性，在没有中医望、闻、问、切的协助诊断下，本书内容仅供参考，建议配合中医师的专业诊断意见。此外，孕妇、小儿及皮肤病患者必须在咨询中医师意见后，方可进行保健按压。

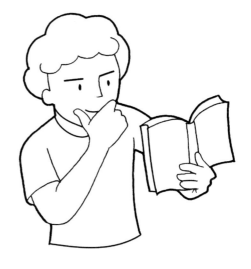

第二步：
制作手指同身寸剪影尺

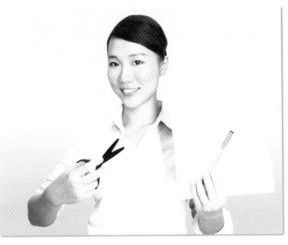

01 制作手指同身寸剪影尺。请准备A4纸一张、圆珠笔一支、剪刀一把。

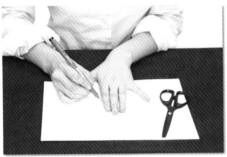

02 将手平放在A4纸上，食指、中指和无名指并拢，不留缝隙，笔尖紧贴着手指边缘画线。

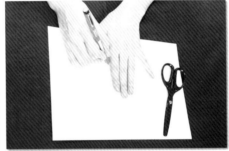

03 为了使穴位尺与手指实际尺寸相符，方便量度使用，可从虎口根处开始，并将笔尖沿着手指边缘画线。

穴位保健按压法简便易明，疗效显著，可长期持续使用，是最常用的养生保健方法之一。但是很多人在进行按压过程中，对穴位的定位模糊不清，甚至脱离了经络，结果成效欠佳，动摇了对穴位养生的信心。

由于每一个人手指的长度和宽度与身体其他部位有着一定的比例，因人而异，利用保健者本人的手指来测量定穴比单纯使用骨度尺寸更为准确可靠。林家扬博士根据历代医家在临床实践中总结所积累的经验，利用"手指同身寸取穴法"作基础，加入剪影技巧改良为一套专业简单的定位方法，以保健者的手指为标准，把手指的尺寸投影在纸上，

制作手指同身寸剪影尺：

● 以保健者拇指指关节的宽度作为1寸；

● 将食指、中指、无名指并拢，以中指中节横纹处为标准，三指宽度作为2寸；

● 将食指、中指、无名指和小指并拢，以中指中节横纹处为标准，四指宽度作为3寸。以尺定穴，方便进行保健按压。

为了方便读者们更容易明白手指同身寸剪影尺的操作，我们配合图片，将手指同身寸剪影尺的制作过程向大家清楚展示，让大家动一动手，就可掌握剪影尺的制作窍门了。

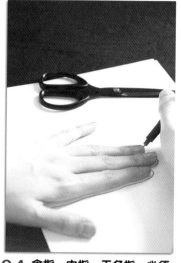

04 食指、中指、无名指，必须紧贴并拢，沿三指外缘画线。

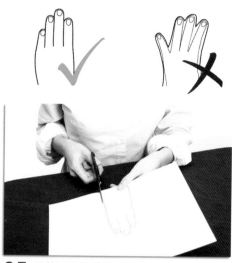

05 用剪刀沿边线剪下。

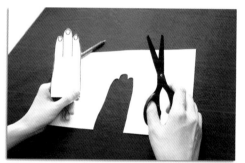

06 完成 2 寸手指同身寸剪影尺如图。为了确保与手指实际尺寸相符，请再尽量沿边线修剪多余部分。

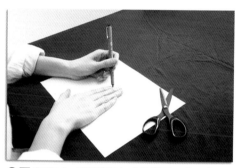

07 制作 3 寸手指同身寸剪影尺。将手放在 A 4 纸上，并将食指、中指、无名指以及尾指并拢，笔尖从虎口根处出发，紧贴着手指边缘画线。

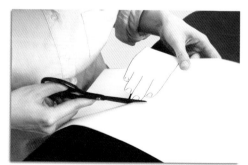

08 画好的 3 寸手指同身寸剪影尺如图。用剪刀沿边线剪下。

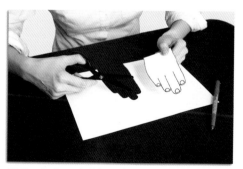

09 完成 3 寸手指同身寸剪影尺如图。

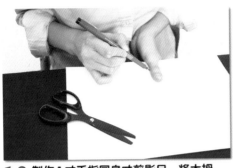

10 制作1寸手指同身寸剪影尺，将大拇指放在A4纸上，并将笔尖从大拇指根部出发，紧贴着拇指边缘画线。

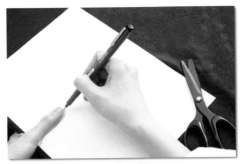

11 紧贴大拇指的外缘画线。

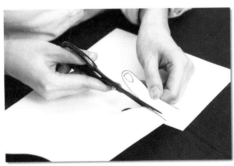

12 最后沿边线剪下。

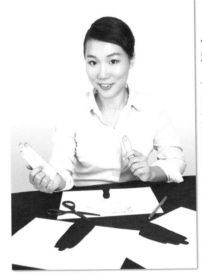

13 我们既简单又快捷地完成1寸、2寸和3寸的手指同身寸剪影尺！

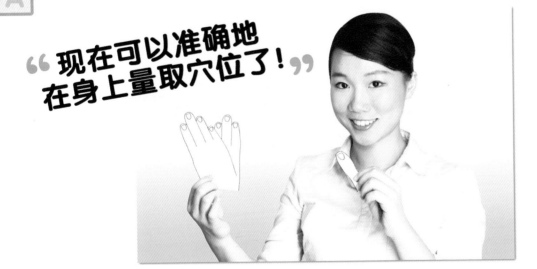

现在可以准确地在身上量取穴位了！

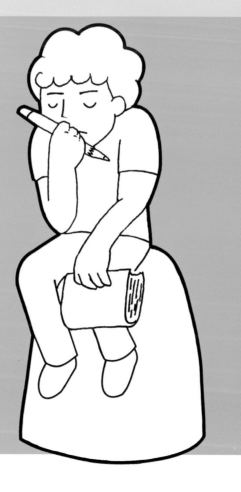

九型体格量表

使用方法

量表

寒型体格

热型体格

气虚体格

血虚体格

阴虚体格

阳虚体格

痰湿体格

血瘀体格

郁型体格

配穴解读

锻炼

Q&A

您是寒型体格吗?

怕冷 ○	无汗 ○	头痛 ○	喘咳 ○
抽筋 ○	四肢冰冷 ○	腹痛肠鸣 ○	疲倦乏力 ○
面色苍白 ○	大便稀烂 ○	呕吐清水 ○	身体局部冷痛

如上述症状明显，经常出现，请以 ✓ 记录，出现 ✓ 5 个或以上，见第 19 页。

怕　　冷	怕风怕冷，秋冬季节特别明显。
无　　汗	运动或体力劳动后，汗液分泌甚少。
头　　痛	反复持续出现头痛，隐隐作痛，遇风寒后加剧。
喘　　咳	容易出现咳喘，喉咙痒，痰清而稀，进食生冷食物后加重。
抽　　筋	手脚肌肉易出现僵硬或抽筋。
四肢冰冷	手脚容易出现冰冷，秋冬季节更加明显。
腹痛肠鸣	腹部经常出现疼痛和肠鸣，遇风寒或进食冰冷食物后加重。
疲倦乏力	时常感到疲倦乏力，喜欢卧床休息。
面色苍白	面色和唇色淡白，无光泽。
大便稀烂	大便稀烂呈水状，臭味不明显。
呕吐清水	口淡，常有反胃感，作呕作闷，一般无呕吐物，以唾液为主。
身体局部冷痛	身体局部反复出现疼痛，起病缓慢，自觉有冰冷感觉。

您是热型体格吗？

发热

怕热

烦渴

躁狂

面红目赤

口舌糜烂

口苦咽干

牙龈肿痛

大便秘结

小便短赤

疮疔臃肿

分泌物粘臭

如上述症状明显，经常出现，请以 ✓ 记录，出现 ✓ 5 个或以上，见第 31 页。

发 热	自觉发热或体温出现升高。
怕 热	喜欢阴凉的地方，喜穿着短衫短裤或冷水洗澡。
烦 渴	心情烦躁不安，喜欢喝大量冷饮。
躁 狂	心情烦躁性急，容易发脾气，声音高亢，心烦失眠。
面 红 目 赤	满脸通红，眼睛容易干涩刺痛或生疮。
口 舌 糜 烂	口腔出现较大范围溃疡，短期内可自愈。
口 苦 咽 干	口有苦涩味，喉咙经常干燥。
牙 龈 肿 痛	牙肉肿痛，严重可出现牙肉流血。
大 便 秘 结	便秘，大便干硬，呈粒状，严重可出现肛裂出血的情况。
小 便 短 赤	小便量少，色深黄，偶有灼热感。
疮 疔 臃 肿	容易出现暗疮及痔疮等，红肿热痛。
分 泌 物 粘 臭	如口臭、汗臭、白带有异味或痰液、鼻涕质粘而黄。

使用方法
量表
寒型体格
热型体格
气虚体格
血虚体格
阴虚体格
阳虚体格
痰湿体格
血瘀体格
郁型体格
配穴解读
锻炼
Q&A

使用方法

量表

寒型体格

热型体格

气虚体格

血虚体格

阴虚体格

阳虚体格

痰湿体格

血瘀体格

郁型体格

配穴解读

锻炼

Q&A

您是气虚体格吗?

心悸	自汗	神疲乏力	呼吸短促
语声低微	反复感冒	少气懒言	食欲减退
面色㿠白	头晕目眩	内脏下垂	气虚便秘

如上述症状明显,经常出现,请以 ✓ 记录,
出现 ✓ 5 个或以上,见第 43 页。

心　　悸	静止时会感到心脏悸动,有害怕感或离心感,伴心率增快。
自　　汗	静止或非剧烈运动时,汗液增多,甚者大汗淋漓,汗淡无味。
神疲乏力	精神欠佳,自觉疲劳无力,易打瞌睡。
呼吸短促	用力呼吸,气短有缺氧感,活动后易气喘。
语声低微	声音弱小,没有气力大声说话。
反复感冒	近三个月内多次出现感冒,常见于出汗遇风后。
少气懒言	不想说话或自觉无气力说话,说话过程经常间断。
食欲减退	食欲减少或无食欲。
面色㿠白	面部浮肿色淡白,暗哑无光泽。
头晕目眩	容易头晕,眼前的物象有转动感觉,脚步轻浮,活动后加重。
内脏下垂	肌肉或内脏下垂,如胃下垂,子宫下垂和脱肛等。
气虚便秘	便秘,排便用力困难,大便质软,或有腹胀情况。

您是血虚体格吗？

心悸 ◯	失眠 ◯	脱发 ◯	崩甲 ◯
面色淡白 ◯	头晕目眩 ◯	手足发麻 ◯	皮肤干燥 ◯
心神恍惚 ◯	视物模糊 ◯	月经不调 ◯	眼睑唇甲淡白 ◯

如上述症状明显，经常出现，请以 ✓ 记录，出现 ✓ 5 个或以上，见第 55 页。

心　　悸	静止时会感到心脏悸动，有害怕感或离心感，伴心率增快。
失　　眠	入睡困难，多梦易醒，伴有害怕感。
脱　　发	发质差，枯黄易折断，出现脱发。
崩　　甲	指甲容易折断或崩裂。
面 色 淡 白	面色淡白或淡黄，皮肤暗淡，没有光泽。
头 晕 目 眩	容易头晕，眼前的物象有转动感觉，脚步轻浮，活动后加重。
手 足 发 麻	手或脚有麻痹感觉，可反复间断性出现，活动后可自行缓解。
皮 肤 干 燥	皮肤经常没有病因下出现干燥瘙痒，常伴有脱屑的现象。
心 神 恍 惚	心不在焉，经常健忘。
视 物 模 糊	视力下降，甚至出现夜盲。
月 经 不 调	女子月经量少，颜色淡红，经期短，先后不定期，严重者停经。
眼睑唇甲淡白	眼睑、口唇或指甲颜色淡白无血色。

使用方法

量表

寒型体格

热型体格

气虚体格

血虚体格

阴虚体格

阳虚体格

痰湿体格

血瘀体格

郁型体格

配穴解读

锻炼

Q&A

您是阴虚体格吗？

盗汗　○
体形消瘦　○
口燥咽干　○
眩晕耳鸣　○

失眠健忘　○
心悸烦躁　○
骨蒸潮热　○
五心烦热　○

午后颧红　○
尿少色黄　○
大便干结　○
生理不调　○

如上述症状明显，经常出现，请以✓记录，
出现✓5个或以上，见第65页。

盗　　汗	入睡后不自觉地出汗。
体形消瘦	身体长期消瘦，常有饥饿感，但又易饱不能再进食。
口燥咽干	口腔或喉咙长期有干燥口渴感，饮水量不多，秋冬季节加重。
眩晕耳鸣	头晕有旋转感，常伴有耳鸣。
失眠健忘	入睡困难，多梦易醒，常伴有烦燥感，记忆力减退。
心悸烦躁	心情烦躁，常感觉到心脏悸动，伴有离心感或心率增快。
骨蒸潮热	下午后自觉发热，但体温正常或稍高，常感热从骨内透出。
五心烦热	手心、脚底或胸口发热，伴有烦躁感。
午后颧红	下午后两颧骨位置变红发热。
尿少色黄	尿量变少，或呈黄色。
大便干结	大便干，质感稍硬，或长期出现便秘。
生理不调	女子月经不调，经量少，男子常出现遗精。

您是阳虚体格吗？

畏寒	自汗	四肢冰冷	面色㿠白
倦怠乏力	少气懒言	口淡不渴	喜喝热饮
喜居温暖	小便清长	大便溏薄	性功能减退

如上述症状明显，经常出现，请以 ✔ 记录，
出现 ✔ 5 个或以上，见第 77 页。

畏　　　寒	经常出现严重怕冷的情况。
自　　　汗	静止或非剧烈运动时，汗液增多，甚者大汗淋漓，汗淡无味。
四 肢 冰 冷	四肢长期出现冰冷感，冬天加重。
面 色 㿠 白	脸部浮肿色淡白，或暗哑无光泽。
倦 怠 乏 力	容易出现疲劳无力的感觉，常伴有嗜睡。
少 气 懒 言	不想说话或自觉无气力说话，说话过程经常间断。
口 淡 不 渴	口淡偏爱浓味食物，没有口渴感，甚至讨厌喝水。
喜 喝 热 饮	喜欢喝热饮。
喜 居 温 暖	喜处于温暖的地方。
小 便 清 长	小便量多，色透明或小便时间延长。
大 便 溏 薄	腹部胀满，大便不成形，呈水状，可夹杂未消化食物。
性功能减退	男子容易出现腰膝瘘软，重者可见阳痿早泄；女性性欲减。

使用方法

量表

寒型体格

热型体格

气虚体格

血虚体格

阴虚体格

阳虚体格

痰湿体格

血瘀体格

郁型体格

配穴解读

锻炼

Q&A

您是痰湿体格吗？

面色萎黄 ○　身体肥胖 ○　头身困重 ○　咳嗽痰多 ○

食欲减退 ○　胃脘胀满 ○　嗜睡懒动 ○　四肢浮肿 ○

肌肤麻木 ○　小便不利 ○　大便溏烂 ○　妇女白带过多 ○

如上述症状明显，经常出现，请以 ✓ 记录，出现 ✓ 5 个或以上，见第 89 页。

面色萎黄	面色淡黄而黯哑，常伴眼睑微浮、困倦容貌。
身体肥胖	长期肥胖，节食减肥后未见显效，皮肤油脂较多，汗多而粘。
头身困重	头重如罩，常伴有身体沉重感。
咳嗽痰多	容易咳嗽，痰量增多，多见痰色白质稀或吐涎沫 (唾液带泡)。
食欲减退	食欲减退或无食欲。
胃脘胀满	胃部出现胀满感，可伴有恶心呕吐，进食肥腻甜食后加重。
嗜睡懒动	自觉疲劳，不爱活动，身体常有沉重感，喜爱睡觉和休息。
四肢浮肿	四肢经常肿胀，起床后更甚，严重时手按皮肤会出现凹洞。
肌肤麻木	触摸局部皮肤时，可出现敏感度降低。
小便不利	小便有不畅感，偶伴有尿量减少的情况。
大便溏烂	大便次数增多，常伴质粘而且稀烂。
妇女白带过多	妇女分泌物增多，色黄或色白，质粘稠。

您是血瘀体格吗?

面色晦滞	唇色紫黯	面有瘀斑	肌肤甲错
皮下出血	情志郁结	毛发不荣	疼痛拒按
静脉曲张	病理包块	黑色大便	月经不调

如上述症状明显,经常出现,请以 ✓ 记录,出现 ✓ 5 个或以上,见第 99 页。

面色晦滞	面色瘀黑暗涩,无光泽。
唇色紫黯	唇色紫暗,可伴有瘀点。
面有瘀斑	面部出现瘀斑,如黄褐斑、色斑。
肌肤甲错	全身或局部皮肤干燥、粗糙、脱屑,触之棘手,形似鱼鳞。
皮下出血	皮肤下容易出血,常伴有瘀斑,经常容易撞瘀。
情志郁结	情绪低落,心情抑郁。
毛发不荣	头发干枯,容易开叉,无光泽。
疼痛拒按	身体反复出现针刺般的疼痛,痛处固定不移且拒绝按压。
静脉曲张	下肢易出现出血点,常见静脉曲张。
病理包块	体内易出现包块或肿物,如息肉、肌瘤和癌等。
黑色大便	出现黑色血便,偶可见少量血块。
月经不调	月经出现血块,或有痛经,甚则闭经。

使用方法 | 量表 | 寒型体格 | 热型体格 | 气虚体格 | 血虚体格 | 阴虚体格 | 阳虚体格 | 痰湿体格 | 血瘀体格 | 郁型体格 | 配穴解读 | 锻炼 | Q&A

使用方法

量表

寒型体格

热型体格

气虚体格

血虚体格

阴虚体格

阳虚体格

痰湿体格

血瘀体格

郁型体格

配穴解读

锻炼

Q&A

您是郁型体格吗？

头痛	善喜叹息	精神抑郁	烦躁易怒
胸胁疼痛	失眠健忘	心悸胆怯	食欲减退
乳房胀痛	寒热失调	大便失调	咽中有异物感

如上述症状明显，经常出现，请以 ✓ 记录，出现 ✓ 5 个或以上，见第 109 页。

头　　痛	经常出现头痛，烦躁和愤怒过后情况加剧。
善 喜 叹 息	喜欢叹气，叹气后自觉舒畅。
精 神 抑 郁	情绪低落，心神恍惚，常见忧郁面貌，神情多烦闷不乐。
烦 躁 易 怒	脾气急躁易怒，性格内向不稳定、忧郁脆弱、敏感多疑。
胸 胁 疼 痛	胸胁肋骨出现胀痛。
失 眠 健 忘	入睡困难，多梦易醒，经常出现噩梦，易健忘。
心 悸 胆 怯	多疑易惊，静止时会感到心脏悸动，常伴有心率增快。
食 欲 减 退	食欲欠佳或无食欲。
乳 房 胀 痛	在月经前，乳房胀痛明显，情绪波动后症状可加重。
寒 热 失 调	不知寒热，对寒热感觉紊乱。
大 便 失 调	经常出现腹痛，常伴大便次数紊乱，偶有便秘或大便稀烂。
咽中有异物感	喉咙中有异物的感觉，吞之不下，吐之不出。

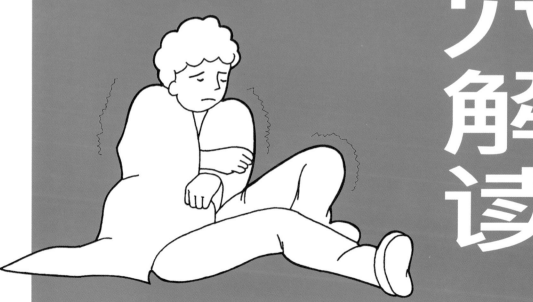

寒型体格配穴解读

使用方法

量表

配穴解读

寒型体格

热型体格

气虚体格

血虚体格

阴虚体格

阳虚体格

痰湿体格

血瘀体格

郁型体格

锻炼

Q&A

寒型体格特点

　　中医学认为"寒"大致可分为外来的寒邪和身体内产生的寒气。所谓外来寒邪亦即是"六淫邪气"之一，由于气候的异常变化和一些致病原的传播，寒邪直接攻击保护身体的阳气（即类似免疫力和抵抗力的功能），假如身体虚弱，阳气相对不足，邪气便容易入侵身体，令脏腑机能和气血循环受损，形成疾病。因此，只要有良好的生活习惯，充足锻炼，配合养生方法，就能令体内阳气足以抵抗寒邪，减少疾病的发生。另一种"寒"是指体内产生的寒气，多见于长者、身体虚弱或长期病患者。由于脏腑机能衰退，阴阳失衡，体内的阳气产生不足，衍生寒气。如不及时诊治调理，便会伤及五脏六腑，并发生不同的疾病。

　　由于寒邪侵袭身体后对各脏腑会造成不同程度的影响，因此根据这些受影响的脏腑可再细分为寒型体格的多个分型，例如：寒气入胃，令人经常口淡、作呕作闷和胃部有冷痛的感觉，可视为胃寒型。另外，还包括寒滞心脉型、寒湿困脾型、寒滞肝脉型、大肠虚寒型、小肠虚寒型和膀胱虚寒型等。

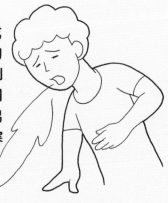

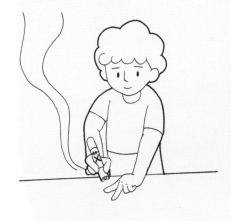

　　改善寒型体格的保健原则为"寒则热之"、"以温散寒"，故保健方法多以双手摩擦、艾条熏灸、热水袋、热毛巾等热敷穴位或患处，以助祛散体内的寒邪。

熱水袋

使用方法 | 量表 | 配穴解读 | **寒型体格** | 热型体格 | 气虚体格 | 血虚体格 | 阴虚体格 | 阳虚体格 | 痰湿体格 | 血瘀体格 | 郁型体格 | 锻炼 | Q&A

腧穴篇

定位方法

- 1 寸 — 即是将拇指伸直，横置于所取部位上，可使用拇指剪影尺。
- 2 寸 — 即是等同于食、中、无名指相并拢，以中指中节横纹处为准，可使用三横指剪影尺。
- 3 寸 — 即是等同于食、中、无名及小指相并拢，以中指中节横纹处为准，可使用四横指剪影尺。

为方便准确取穴，建议使用手指同身寸剪影尺取穴

按压方法

方法 1：利用拇指端或指腹按压穴位，可顺时针方向转动，用力要分三段由轻至重，不可用暴力按压，按压时呼气，放松时吸气，按压时间为 3 至 5 分钟，可重复多次操作。

方法 2：利用拇指端点压穴位，用力要分三段由轻至重，不可暴力点压，点压时呼气，点压时间为 3 至 5 分钟，点压穴位后可用手掌轻拍打 1 分钟，以加强经气运行通畅。

温馨提示：建议每次可选择按压三至五个穴位。

1. 关元 （RN4）

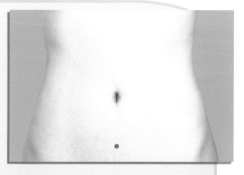

位置：在下腹部，前正中线上，当脐中下 3 寸。

归经：任脉

功效：培元固本，温经散寒。

解说：本穴为全身三大强壮穴之一，有增加机体免疫及促进防卫功能。

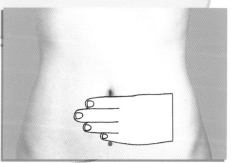

适应证：虚劳，少腹疼痛，脱肛，疝气，小便不利，尿频，尿闭，遗精，前列腺炎，阳痿，早泄，月经不调，赤白带下，子宫脱垂。

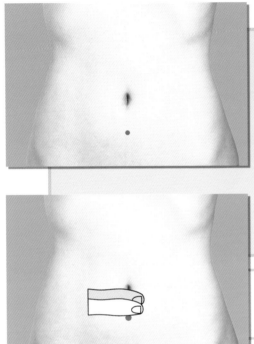

2. 气海（RN6）

位置： 在下腹部，前正中线上，当脐中下 1.5 寸。

归经： 任脉

功效： 补气益肾，涩精固本。

解说： 本穴有强壮作用，调整全身虚弱状态，增加免疫及促进防卫功能。前人有"气海一穴暖全身"之誉称。

适应证： 绕脐腹痛，水肿鼓胀，脘腹胀满，腹泻，遗尿，遗精，阳痿，疝气，月经不调。

注：可多做一只"一寸拇指剪影尺"。

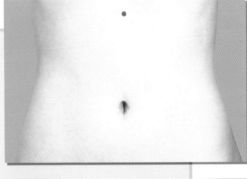

3. 上脘（RN13）

位置： 在上腹部，前正中线上，当脐中上 5 寸。

归经： 任脉

功效： 健脾和胃，宽胸理气。

适应证： 胃脘疼痛，腹胀，呕吐，打嗝，纳呆，消化不良，黄疸，腹泻，咳嗽痰多。

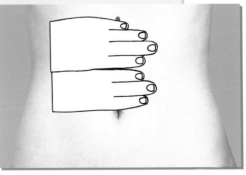

使用方法　量表　配穴解读　寒型体格　热型体格　气虚体格　血虚体格　阴虚体格　阳虚体格　痰湿体格　血瘀体格　郁型体格　锻炼　Q&A

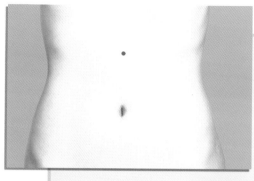

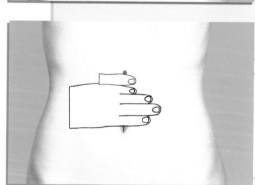

4. 中脘（RN12）

位置： 在上腹部，前正中线上，
当脐中上4寸。

归经： 任脉

功效： 健脾和胃，补中安神，理
气除湿。

适应证： 胃脘痛，腹胀，呕吐，
打嗝，胃酸过多，纳呆，消化不
良，疳积，肠鸣，腹泻，便秘，
便血，胁下疼痛，气喘，头痛，
失眠，心悸。

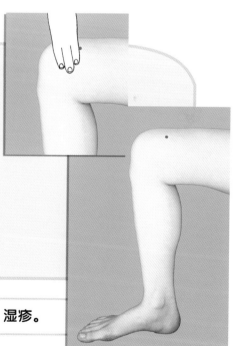

5. 血海（SP10）

位置： 屈膝，在大腿内侧，髌底
内侧端上2寸，当股四头
肌内侧头的隆起处。

归经： 足太阴脾经

功效： 调经统血，健脾化湿。

解说： 此穴为太阴脉气所发，气
血归聚之海，为妇人调经
之要穴。

适应证： 月经不调，崩漏，经闭，湿疹。

使用方法
量表
配穴解读
寒型体格
热型体格
气虚体格
血虚体格
阴虚体格
阳虚体格
痰湿体格
血瘀体格
郁型体格
锻炼
Q&A

使用方法
量表
配穴解读
寒型体格
热型体格
气虚体格
血虚体格
阴虚体格
阳虚体格
痰湿体格
血瘀体格
郁型体格
锻炼
Q&A

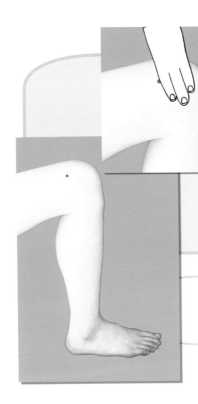

6. 梁丘 (ST34)

位置：屈膝，在大腿前外侧，当髂前上棘与髌底外侧端的连线上，髌底上 2 寸。

归经：足阳明胃经

功效：理气和胃，通经活络。

适应证：膝肿痛，下肢不遂，胃痛，乳腺炎。

7. 足三里 (ST36)

位置：在小腿前外侧，当犊鼻下 3 寸，距胫骨前缘一横指 (食指)。

归经：足阳明胃经

功效：健脾和胃，扶正培元，通经活络，升降气机。

解说：本穴是治疗消化系统各种疾病的第一穴，又是全身强壮穴。

适应证：胃痛，呕吐，腹胀，腹泻，便秘，乳腺炎，肠炎，下肢痹痛，下肢水肿，虚劳，消瘦。

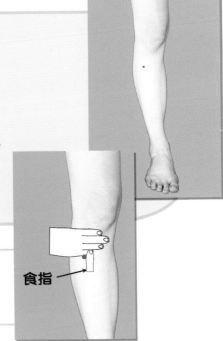

食指

8. 神阙 （RN8）

定位：在腹中部，脐中央。(脐)
归经：任脉
功效：回阳救逆，温阳利水。

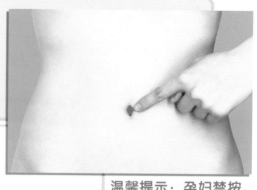

适应证：中风虚脱，脱肛 (直肠脱垂，指肛管直肠外翻而脱垂于肛门外)，小便失禁。

温馨提示：孕妇禁按。

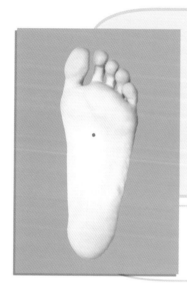

9. 涌泉 （KI1）

位置：在足底部，卷足时足前部凹陷处，约当足底 2、3 趾趾缝纹头端与足跟连线的前 1/3 与后 2/3 交点上。
归经：足少阴肾经
功效：滋阴益肾，平肝熄风，醒脑开窍。

适应证：头顶痛，咽喉痛，咽干，失音，小便不利，大便难，小儿惊风，足心发热，癫狂，癫痫。

腧穴保健

1. 双手热敷法
两手摩擦，产生热力，掌心热敷穴位，重复 9 次。

2. 简便温灸法
使用吹风机或热水袋的热力，对准应灸的腧穴或患处，吹风机距离皮肤约 15 厘米处进行熏烤，使局部有温热感而无灼痛为宜，每个穴灸一般治疗约 3~5 分钟。

3. 艾灸法
使用艾条，将艾条的一端点燃，对准应灸的腧穴或患处，约距离皮肤 2~3 厘米处进行熏烤，并可将食和中两指，置于施灸部位两侧，这样可以透过手指来测知局部受热程度，以便随时调节施灸时间和距离，使局部有温热感而无灼痛为宜。一般每个穴位灸 10~15 分钟，至皮肤红晕为度，注意艾条的灰烬，防止烫伤。由于艾条易燃，用剩的艾条需要严格把火烬熄灭，保存时应注意防火、防潮。

配穴解读　寒型体格　热型体格　气虚体格　血虚体格　阴虚体格　阳虚体格　痰湿体格　血瘀体格　郁型体格　锻炼　Q&A

耳穴篇

耳穴定位方法

人体发生疾病时，常会在耳廓的相应部位出现"阳性反应"点，如压痛、变形、变色、结节、凹陷、脱屑和静脉曲张等，这些反应点就是耳穴防治疾病的刺激点。简单来说，只要根据自身体格分型，参考常用耳穴示意图，观察"阳性反应"点，就是最准确的耳穴定位方法。

按压耳穴方法

根据体格分型的保健耳穴，参考常用耳穴示意图，在耳廓的相应部位，利用手指（指甲）揉按或小棒（棉花棒）触压。

具体操作：先洗净手，用拇、食指腹（指甲）相对，揉按耳廓和耳穴。或面对镜子，用钝头小棒（棉花棒）触压耳穴。当压到敏感点时，挑选压痛最明显的一点为耳穴按压保健点，如反复探查找不到痛点，可按耳穴示意图穴位进行。揉按触压时一压一松，按压时呼气，放松时吸气，节律均匀，用力要由轻至重，强度适中，不可用暴力按压，每日 1~3 次，每穴揉压 10~30 次，双耳交替进行。

注意：耳廓有湿疹及耳部皮肤有破溃者不宜应用。

1. 胃寒型

主要表现：自觉胃中发凉，甚至犹如躺伏在冰上，胃部出现冷痛胀满感，遇寒时病况会加重。另偶尔会出现口淡、想呕吐，以及常有反胃感，一般无呕吐物，以唾液为主，饮用暖水后情况可改善。

耳穴：脾、胃、三焦、贲门、皮质下

脾
[定位] 在耳甲腔的后上部，即耳甲 13 区。
[主治举例] 眩晕、纳呆、腹泻。

胃
[定位] 在耳轮脚消失处，即耳甲 4 区。
[主治举例] 消化不良、牙痛、胃痛、失眠。

三焦
[定位] 在外耳门外下，肺与内分泌区之间，即耳甲 17 区。
[主治举例] 上肢三焦经部位疼痛、单纯性肥胖、便秘。

贲门
[定位] 在耳轮脚下方后 1/3 处，即耳甲 3 区。
[主治举例] 食欲不振、贲门痉挛、神经性呕吐、胃痛。

皮质下
[定位] 在对耳屏内侧面，即对耳屏 4 区。
[主治举例] 间日疟、急性附睾炎、月经不调。

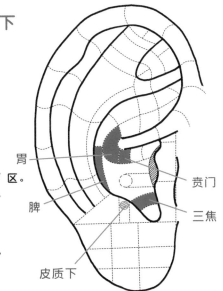

胃　贲门　脾　三焦　皮质下

2. 寒滞心脉型

主要表现：天气寒冷或遇寒风后，胸闷胸痛发作或加剧，全身会发冷，手足不温，严重的人可出现心痛感传到肩背，且有呼吸困难和心悸动，此型体格多见于心脏病人士。

耳穴：心、胸、交感、肾上腺、皮质下

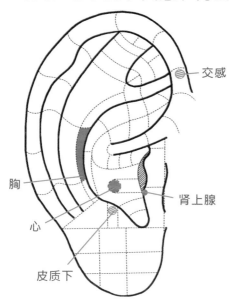

心
[定位] 在耳甲腔正中凹陷处，即耳甲 15 区。
[主治举例] 心悸、声嘶、癔症、无脉症。

胸
[定位] 在对耳轮体前部中 2/5 处，即对耳轮 10 区。
[主治举例] 产后缺乳、经前紧张症、胸胁部带状疱疹。

交感
[定位] 在对耳轮下脚前端与耳轮内缘相交处，即对耳轮 6 区与耳轮内侧缘相交处。
[主治举例] 胃痛、会阴部疼痛不适、胃肠痉挛。

肾上腺
[定位] 在耳屏游离缘下部尖端，即耳屏 2 区的后缘处。
[主治举例] 低血压、间日疟、喘息。

皮质下
[定位] 在对耳屏内侧面，即对耳屏 4 区。
[主治举例] 间日疟、急性附睾炎、月经不调。

3. 寒湿困脾型

主要表现：腹部胀闷、胸闷、想呕吐，或头身自觉沉重，而且口淡、食欲欠佳，大便稀烂和四肢冰凉。

耳穴：脾、胃、小肠、贲门、皮质下

脾
[定位] 在耳甲腔的后上部，即耳甲 13 区。
[主治举例] 眩晕、纳呆、腹泻。

胃
[定位] 在耳轮脚消失处，即耳甲 4 区。
[主治举例] 消化不良、牙痛、胃痛、失眠。

小肠
[定位] 在耳轮脚上方中1/3 处，即耳甲 6 区。
[主治举例] 心率不齐、咽痛、腹痛、腹泻。

贲门
[定位] 在耳轮脚下方后 1/3 处，即耳甲 3 区。
[主治举例] 食欲不振、贲门痉挛、神经性呕吐、胃痛。

皮质下
[定位] 在对耳屏内侧面，即对耳屏 4 区。
[主治举例] 间日疟、急性附睾炎、月经不调。

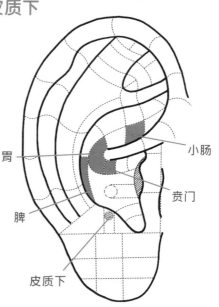

使用方法
量表
配穴解读
寒型体格
热型体格
气虚体格
血虚体格
阴虚体格
阳虚体格
痰湿体格
血瘀体格
郁型体格
锻炼
Q&A

使用方法

量表

配穴解读

寒型体格

热型体格

气虚体格

血虚体格

阴虚体格

阳虚体格

痰湿体格

血瘀体格

郁型体格

锻炼

Q&A

4. 寒滞肝脉型

主要表现：少腹冷痛或阴器收引疼痛，又或是头部顶端感到疼痛，遇寒增剧，得温后痛症可以得到舒缓。另外，又会出现恶寒肢冷，呕吐清涎，面色㿠白，小便清长，女子带下清冷和痛经等情况。

耳穴：肝、胰胆、三焦、腹、皮质下

肝
[定位] 在耳甲艇的后下部，即耳甲 12 区。
[主治举例] 高血压、青光眼、经前综合症、更年期综合症。

胰胆
[定位] 在耳甲艇的后上部，即耳甲 11 区。
[主治举例] 胁痛、胸胁部带状疱疹、胆囊炎、胆石症、耳鸣。

三焦
[定位] 在外耳门外下，肺与内分泌区之间，即耳甲 17 区。
[主治举例] 上肢三焦经部位疼痛、单纯性肥胖、便秘。

腹
[定位] 在对耳轮体前部上 2/5 处，即对耳轮 8 区。
[主治举例] 腹胀、腹痛、腹泻。

皮质下
[定位] 在对耳屏内侧面，即对耳屏 4 区。
[主治举例] 间日疟、急性附睾炎、月经不调。

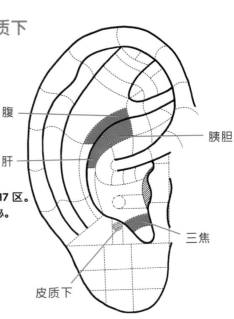

5. 大肠虚寒型

主要表现：腹中会感到隐隐作痛，喜欢温暖和按压，四肢冰冷，而且肠脏会发出肠鸣音、大便稀烂、腹泻、大便颜色浅，偶然又会出现便秘。

耳穴：脾、大肠、三焦、腹、内分泌

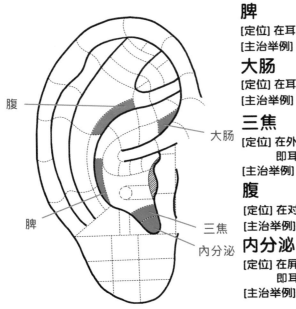

脾
[定位] 在耳甲腔的后上部，即耳甲 13 区。
[主治举例] 眩晕、纳呆、腹泻。

大肠
[定位] 在耳轮脚上方内1/3处，即耳甲7区。
[主治举例] 痤疮、咳嗽、腹泻、便秘。

三焦
[定位] 在外耳门外下，肺与内分泌区之间，即耳甲 17 区。
[主治举例] 上肢三焦经部位疼痛、单纯性肥胖、便秘。

腹
[定位] 在对耳轮体前部上 2/5 处，即对耳轮 8 区。
[主治举例] 腹胀、腹痛、腹泻。

内分泌
[定位] 在屏间切迹内，耳甲腔的前下部，即耳甲 18 区。
[主治举例] 间日疟、经前紧张症、更年期综合症、月经不调。

6. 小肠虚寒型

主要表现：身体消瘦，腹部会绵绵作痛，喜欢温暖和按压，肠脏会发出肠鸣音，腹泻，大便稀烂，小便次数频密或小便长而清澈。

耳穴：腹、小肠、胃、交感、皮质下

腹
[定位] 在对耳轮体前部上 2/5 处，即对耳轮 8 区。
[主治举例] 腹胀、腹痛、腹泻。

小肠
[定位] 在耳轮脚上方中1/3处，即耳甲6区。
[主治举例] 心率不齐、咽痛、腹痛、腹泻。

胃
[定位] 在耳轮脚消失处，即耳甲 4 区。
[主治举例] 消化不良、牙痛、胃痛、失眠。

交感
[定位] 在对耳轮下脚前端与耳轮内缘相交处，
即对耳轮 6 区与耳轮内侧缘相交处。
[主治举例] 胃痛、会阴部疼痛不适、胃肠痉挛。

皮质下
[定位] 在对耳屏内侧面，即对耳屏 4 区。
[主治举例] 间日疟、急性附睾炎、月经不调。

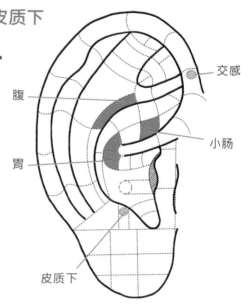

7. 膀胱虚寒型

主要表现：小便次数频繁而清长，或是滴之不尽，或遗尿，或小便失禁，而且面色苍白，精神疲乏，腰膝酸软。

耳穴：肾、膀胱、尿道、肾上腺、皮质下

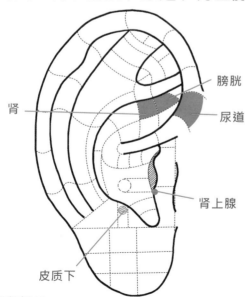

肾
[定位] 在对耳轮下脚下方后部，即耳甲 10 区。
[主治举例] 耳鸣、腰痛、遗尿、遗精。

膀胱
[定位] 在对耳轮下脚下方中部，即耳甲 9 区。
[主治举例] 后头痛、腰痛、坐骨神经痛、膀胱炎。

尿道
[定位] 在直肠上方的耳轮处，即耳轮 3 区。
[主治举例] 尿频、尿急、尿痛、遗尿。

肾上腺
[定位] 在耳屏游离缘下部尖端，即耳屏 2 区的
后缘处。
[主治举例] 低血压、间日疟、喘息。

皮质下
[定位] 在对耳屏内侧面，即对耳屏 4 区。
[主治举例] 间日疟、急性附睾炎、月经不调。

温馨提示：
凡孕妇、儿童、年老体弱、过度疲劳、皮肤缺损或严重贫血者，进行按压穴位保健前应咨询中医师的专业意见。

使用方法｜量表｜配穴解读｜寒型体格｜热型体格｜气虚体格｜血虚体格｜阴虚体格｜阳虚体格｜痰湿体格｜血瘀体格｜郁型体格｜锻炼｜Q&A

医嘱指示

使用方法
量表
配穴解读
寒型体格
热型体格
气虚体格
血虚体格
阴虚体格
阳虚体格
痰湿体格
血瘀体格
郁型体格
锻炼
Q&A

宜

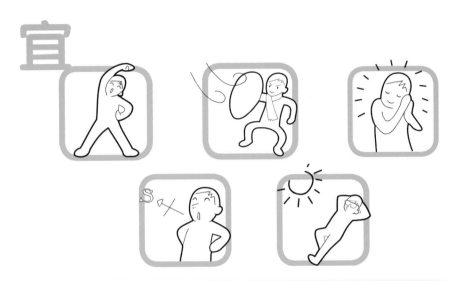

1. 宜避风寒，多穿衣服，防止身体受寒邪侵袭，加重体内的寒气。
2. 根据自身体力情况，选择适当的体育运动，以调动激发机体的阳气，改善体质，促进身体的气血循环。严重怕冷的人更应暂时避免秋冬季游泳和减少户外运动，可减低寒冷的刺激。
3. 宜保持身心愉快、情绪乐观。
4. 中医理论认为南方是阳气产生的方位，故建议向南方进行深呼吸锻炼，有助身体吸收阳气以制寒邪。
5. 中医理论认为白天为阳，夜为阴，所以多些进行日间活动，多晒太阳，增加阳气，有助制约寒邪。

忌

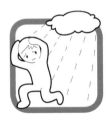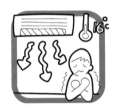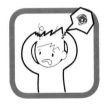

1. 忌生冷食物和冻饮，应多吃热食，喝温水。
2. 忌冒风涉水，避免在雨雪天气外出。大雾天气，应注意戴口罩，防止寒邪经口鼻入侵。
3. 夏季忌贪凉露宿，或空调温度调较过低，使室内外温差过大。
4. 忌精神刺激和忧愁思虑，以免影响体质。

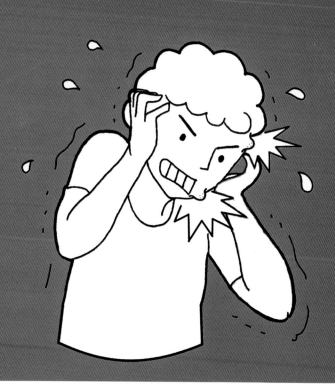

热型体格配穴解读

使用方法

量表

配穴解读

寒型体格

热型体格

气虚体格

血虚体格

阴虚体格

阳虚体格

痰湿体格

血瘀体格

郁型体格

锻炼

Q&A

热型体格特点

中医学认为热可分为实热和虚热，即实火和虚火。热型体格的人以实热（实火）体质为主；阴虚体格的人则以虚热（虚火）体质为主。实热体质的人的特征是代谢过于旺盛，热量产生过多。实热又可分为内外两种，分别是外来的热邪和自身体内产生的内热。

外来的热邪是指身体感受了"六淫邪气"，包括风、暑、燥、火等，可见于气候的异常变化和一些致病原的传播。邪气直接攻击体内五脏六腑，引致来势急、发展迅速的疾病。而内热多见饮食不调（经常进食油腻煎炸辛辣的食物）、情绪抑郁、疲劳过度和长期患病等因素，导致脏腑阴阳失调，阳气过盛，令机能长期处于过度亢进的情况。另外，由于热邪的特点是容易侵袭人体上部，因此热型体格的表现症状多见于头部，如头痛、咽喉红肿、牙龈出血、暗疮、唇疮和口腔溃疡等。

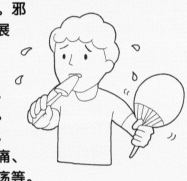

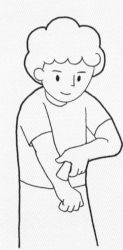

由于实热侵袭身体后对各脏腑会造成不同程度的影响，因此根据这些受影响的脏腑可再细分为热型体格的多个分型，例如：过度进食煎炸食物，燥热实火聚集在大肠，容易出现便秘的情况，此类情况被视为大肠结热型。其他分型还包括了心胃火盛型、大肠湿热型、胆热型、心火亢盛型、肝火上炎型、肝阳上亢型。

改善热型体格的保健原则为"热则寒之""实则泻之"，故保健方法多见强刺激的按压、刮痧和拔罐及冷敷等，以助热邪祛散于体外。

使用方法

量表

配穴解读

寒型体格

热型体格

气虚体格

血虚体格

阴虚体格

阳虚体格

痰湿体格

血瘀体格

郁型体格

锻炼

Q&A

腧穴篇

定位方法

- 1 寸 — 即是将拇指伸直，横置于所取部位上，可使用拇指剪影尺。
- 2 寸 — 即是等同于食、中、无名指相并拢，以中指中节横纹处为准，可使用三横指剪影尺。
- 3 寸 — 即是等同于食、中、无名及小指相并拢，以中指中节横纹处为准，可使用四横指剪影尺。

为方便准确取穴，建议使用手指同身寸剪影尺取穴

按压方法

方法 1：利用拇指端或指腹按压穴位，可顺时针方向转动，用力要由重至轻，不可用暴力按压，按压时吸气，放松时呼气，按压时间为 3 至 5 分钟，可重复多次操作。

方法 2：利用拇指或食指指甲按压穴位，用力要均匀，不可用暴力按压，按压时间为 1 至 3 分钟，可重复多次操作。

方法 3：利用拇指端点压穴位，用力要分三段由重至轻，不可暴力点压，点压时吸气，放松时呼气，点压时间为 3 至 5 分钟，点压穴位后可用手掌轻拍打 1 分钟，以加强经气运行通畅。

温馨提示：建议每次可选择按压三至五个穴位。

1. 大椎（DU14）

位置：在后正中线上，第 7 颈椎棘突下凹陷中。

归经：督脉

功效：清热解毒，解表通阳，宣肺益气，镇静安神。

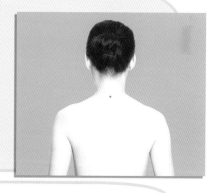

适应证：发热，咳嗽，哮喘，骨蒸潮热，颈项强，肩背痛，腰背强痛，小儿惊风，虚劳，中暑，呕吐，黄疸，风疹。

使用方法 | 量表

配穴解读

寒型体格

热型体格

气虚体格 | 血虚体格 | 阴虚体格 | 阳虚体格 | 痰湿体格 | 血瘀体格 | 郁型体格

锻炼

Q&A

2. 少商 （LU11）

位置：在手拇指末节桡侧，距指甲角 0.1 寸（指寸）。

归经：手太阴肺经

功效：清热利咽，醒神开窍。

适应证：咽喉肿痛，咳嗽，流鼻血，发热，昏迷，癫狂。

3. 关冲 （SJ1）

位置：在手环指末节尺侧，距指甲角 0.1 寸（指寸）。

归经：手少阳三焦经

功效：清心开窍，泄热解表。

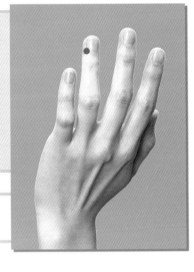

适应证：头痛，目赤，耳聋，耳鸣，发热，心烦。

4. 少冲 （HT9）

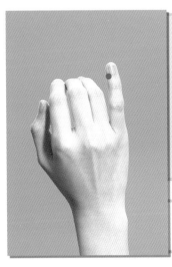

位置：在手小指末节桡侧，距指甲角 0.1 寸（指寸）。

归经：手少阴心经

功效：开窍，泻热，醒神。

适应证：心悸，心痛，胸胁痛，癫狂，发热，昏迷。

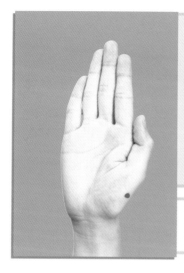

5．鱼际（LU10）

位置：在手拇指本节（第 1 掌指关节）
　　　后凹陷处，约当第 1 掌骨中点
　　　桡侧，赤白肉际处。
归经：手太阴肺经
功效：疏风清热，宣肺利咽。

适应证： 咳嗽，咳血，咽喉肿痛，
失音，发热。

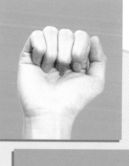

6．劳宫（PC8）

位置：在手掌心，当第 2、3 掌骨之
　　　间偏于第 3 掌骨，握拳屈指时
　　　中指尖处。
归经：手厥阴心包经
功效：清心泻热，醒神开窍，消肿止痒。

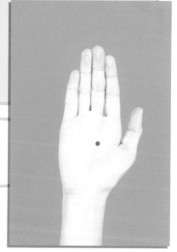

适应证：中风昏迷，中暑，心痛，
癫狂，癫痫，口疮，口臭。

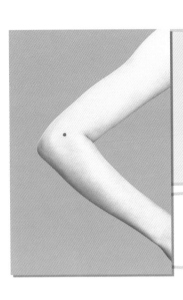

7. 曲池 (LI11)

位置： 在肘横纹外侧端，屈肘，当尺泽与肱骨外上髁连线中点。

归经： 手阳明大肠经

功效： 清热疏风，消肿止痒。

适应证： 咽喉肿痛，齿痛，目赤痛，上肢活动不遂，手臂肿痛，腹痛，上吐下泻，高血压，癫狂。

8. 支沟 (SJ6)

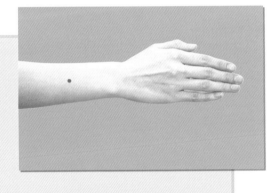

位置： 在前臂背侧，当阳池与肘尖的连线上，腕背横纹上 3 寸，尺骨与桡骨之间。

归经： 手少阳三焦经

功效： 清热理气，降逆通便。

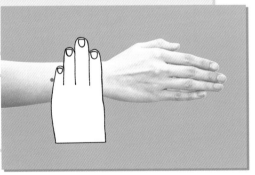

适应证： 失音，耳聋，耳鸣，肩背痠痛，胁肋痛，呕吐，便秘，热病。

9. 行间 (LR2)

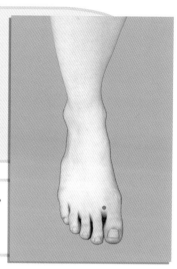

位置： 在足背侧，当第1、2趾间，
趾蹼缘的后方赤白肉际处。
归经： 足厥阴肝经
功效： 平肝熄风，宁心安神。

适应证： 下阴疼痛，胸胁胀痛，打嗝，
咳嗽，腹泻，头痛，眩晕，目赤痛，
癫痫，失眠。

10. 内庭 (ST44)

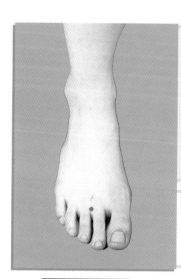

位置： 在足背，当2、3趾间，趾蹼缘
后方赤白肉际处。
归经： 足阳明胃经
功效： 清胃泻火，理气止痛。

适应证： 齿痛，咽喉肿痛，口歪斜，流
鼻血，胃酸过多，腹胀，腹泻，便秘，
发热，足背肿痛。

腧穴保健

1. 拔罐疗法

可使用现代真空拔罐工具，借助抽空方法排抽走罐中空气，造成负压，令罐吸在穴位或应拔罐的身体部位，从而产生刺激，使局部皮肤充血、瘀黑，以达到防治疾病的目的。治疗方法是将罐留于施术部位10~15分钟，然后将罐取下，这种方法一般疾病均可应用，而且单罐、多罐皆可用。

2. 刮痧疗法

根据病情选定部位，可用润滑油剂或药油在选定部位上涂抹，然后用四只手指轻拍至微红，再用骨梳背或刮痧板从轻到重来回刮动，至局部充血为止，不宜过分用力，防止表皮刮伤。部位多寡与刮的程度由施术者掌握。

耳穴篇

耳穴定位方法

　　人体发生疾病时，常会在耳廓的相应部位出现"阳性反应"点，如压痛、变形、变色、结节、凹陷、脱屑和静脉曲张等，这些反应点就是耳穴防治疾病的刺激点。简单来说，只要根据自身体格分型，参考常用耳穴示意图，观察"阳性反应"点，就是最准确的耳穴定位方法。

按压耳穴方法

　　根据体格分型的保健耳穴，参考常用耳穴示意图，在耳廓的相应部位，利用手指（指甲）揉按或小棒（棉花棒）触压。

具体操作：先洗净手，用拇、食指腹（指甲）相对，揉按耳廓和耳穴。或面对镜子，用钝头小棒（棉花棒）触压耳穴。当压到敏感点时，挑选压痛最明显的一点为耳穴按压保健点，如反复探查找不到痛点，可按耳穴示意图穴位进行。揉按触压时一压一松，按压时呼气，放松时吸气，节律均匀，用力要由轻至重，强度适中，不可用暴力按压，每日 1~3 次，每穴揉压 10~30 次，双耳交替进行。

注意：耳廓有湿疹及耳部皮肤有破溃者不宜应用。

1.胆热型

主要表现：头晕耳鸣，口苦咽干，心烦失眠，面红耳赤，胸口翳闷。

耳穴：肝、胰胆、神门、交感、耳尖

肝
[定位] 在耳甲艇的后下部，即耳甲 12 区。
[主治举例] 高血压、青光眼、经前综合症、更年期综合症。

胰胆
[定位] 在耳甲艇的后上部，即耳甲 11 区。
[主治举例] 胁痛、胸胁部带状疱疹、胆囊炎、胆石症、耳鸣。

神门
[定位] 在三角窝后 1/3 的上部，即三角窝 4 区。
[主治举例] 麦粒肿、妊娠呕吐、急性腰扭伤、小儿高热惊厥、戒断综合症。

交感
[定位] 在对耳轮下脚前端与耳轮内缘相交处，即对耳轮 6 区与耳轮内侧缘相交处。
[主治举例] 胃痛、会阴部疼痛不适、胃肠痉挛。

耳尖
[定位] 在耳廓向前对折的上部尖端处，即耳轮 6、7 区交界处。
[主治举例] 麦粒肿、急性结膜炎、流行性腮腺炎、多种疼痛。

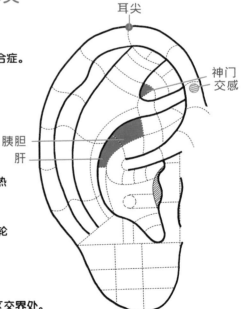

2. 心火亢盛型

主要表现：口舌生疮，面赤，心烦失眠，发热口渴，想饮冷饮，便秘尿黄，更甚者会出现狂乱。

耳穴：心、小肠、交感、内分泌、神门

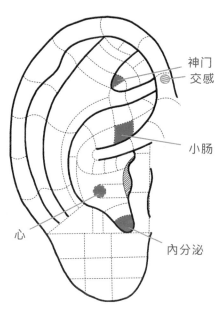

心
[定位] 在耳甲腔正中凹陷处，即耳甲 15 区。
[主治举例] 心悸、声嘶、癔症、无脉症。

小肠
[定位] 在耳轮脚上方中 1/3 处，即耳甲 6 区。
[主治举例] 心率不齐、咽痛、腹痛、腹泻。

交感
[定位] 在对耳轮下脚前端与耳轮内缘相交处，即对耳轮 6 区与耳轮内侧缘相交处。
[主治举例] 胃痛、会阴部疼痛不适、胃肠痉挛。

内分泌
[定位] 在屏间切迹内，耳甲腔的前下部，即耳甲 18 区。
[主治举例] 间日疟、经前紧张症、更年期综合症、月经不调。

神门
[定位] 在三角窝后 1/3 的上部，即三角窝 4 区。
[主治举例] 麦粒肿、妊娠呕吐、急性腰扭伤、小儿高热惊厥、戒断综合症。

3. 肝火上炎型

主要表现：发热口渴，烦躁失眠，头痛，耳鸣如潮，甚则突然耳聋失听，面红耳赤，口苦咽干，胁肋疼痛，吐血，流鼻血，胃酸倒流，小便色黄。

耳穴：肝、耳背肝、胰胆、神门、交感

肝
[定位] 在耳甲艇的后下部，即耳甲 12 区。
[主治举例] 高血压、青光眼、经前综合症、更年期综合症。

耳背肝
[定位] 在耳背中部近耳轮侧，即耳背 4 区。
[主治举例] 胆囊炎、胆石症、失眠。

胰胆
[定位] 在耳甲艇的后上部，即耳甲 11 区。
[主治举例] 胁痛、胸胁部带状疱疹、胆囊炎、胆石症、耳鸣。

神门
[定位] 在三角窝后 1/3 的上部，即三角窝 4 区。
[主治举例] 麦粒肿、妊娠呕吐、急性腰扭伤、小儿高热惊厥、戒断综合症。

交感
[定位] 在对耳轮下脚前端与耳轮内缘相交处，即对耳轮 6 区与耳轮内侧缘相交处。
[主治举例] 胃痛、会阴部疼痛不适、胃肠痉挛。

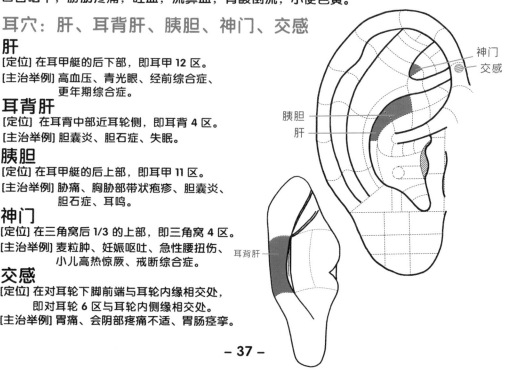

使用方法 | 量表 | 配穴解读 | 寒型体格 | 热型体格 | 气虚体格 | 血虚体格 | 阴虚体格 | 阳虚体格 | 痰湿体格 | 血瘀体格 | 郁型体格 | 锻炼 | Q&A

4.肝阳上亢型

主要表现：眩晕耳鸣，头目胀痛，头重脚轻，喜欢清静，满面通红，眼睛红肿热痛，口干舌燥，烦躁易怒，失眠多梦，腰膝酸软。

耳穴：肝、心、结节、交感、神门

肝
[定位] 在耳甲艇的后下部，即耳甲 12 区。
[主治举例] 高血压、青光眼、经前综合症、更年期综合症。

心
[定位] 在耳甲腔正中凹陷处，即耳甲 15 区。
[主治举例] 心悸、声嘶、癔症、无脉症。

结节
[定位] 在耳轮结节处，即耳轮 8 区。
[主治举例] 头昏、头痛、高血压。

交感
[定位] 在对耳轮下脚前端与耳轮内缘相交处，即对耳轮 6 区与耳轮内侧缘相交处。
[主治举例] 胃痛、会阴部疼痛不适、胃肠痉挛。

神门
[定位] 在三角窝后 1/3 的上部，即三角窝 4 区。
[主治举例] 麦粒肿、妊娠呕吐、急性腰扭伤、小儿高热惊厥、戒断综合症。

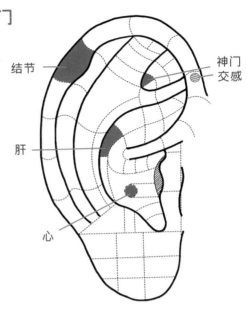

结节 / 神门 / 交感 / 肝 / 心

5.大肠湿热型

主要表现：大便有粘液或带血，便意不尽，大便不爽，大便犹如黄水酱状，而且肛门灼热，有腹痛，发热流汗，中午后身体发热，胸口翳闷，四肢沉重，食量减少，消化不良，呕吐作闷。

耳穴：脾、胃、直肠、大肠、小肠

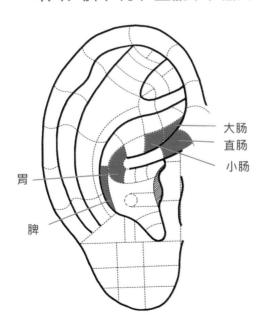

大肠 / 直肠 / 小肠 / 胃 / 脾

脾
[定位] 在耳甲腔的后上部，即耳甲 13 区。
[主治举例] 眩晕、纳呆、腹泻。

胃
[定位] 在耳轮脚消失处，即耳甲 4 区。
[主治举例] 消化不良、牙痛、胃痛、失眠。

直肠
[定位] 在耳轮脚棘前上方的耳轮处，即耳轮 2 区。
[主治举例] 腹泻、便秘、脱肛、内外痔。

大肠
[定位] 在耳轮脚上方内1/3处，即耳甲7区。
[主治举例] 痤疮、咳嗽、腹泻、便秘。

小肠
[定位] 在耳轮脚上方中1/3处，即耳甲6区。
[主治举例] 心率不齐、咽痛、腹痛、腹泻。

6.大肠结热型

主要表现： 大便干燥秘结，肛门灼热，口干心烦，小便短而赤痛，腹胀硬满，甚则腹痛拒按，浑身发热，满面通红。

耳穴：脾、大肠、三焦、直肠、腹

脾
[定位] 在耳甲腔的后上部，即耳甲 13 区。
[主治举例] 眩晕、纳呆、腹泻。

大肠
[定位] 在耳轮脚上方内1/3处，即耳甲7区。
[主治举例] 痤疮、咳嗽、腹泻、便秘。

三焦
[定位] 在外耳门外下，肺与内分泌区之间，即耳甲 17 区。
[主治举例] 上肢三焦经部位疼痛、单纯性肥胖、便秘。

直肠
[定位] 在耳轮脚棘前上方的耳轮处，即耳轮 2 区。
[主治举例] 腹泻、便秘、脱肛、内外痔。

腹
[定位] 在对耳轮体前部上 2/5 处，即对耳轮 8 区。
[主治举例] 腹胀、腹痛、腹泻。

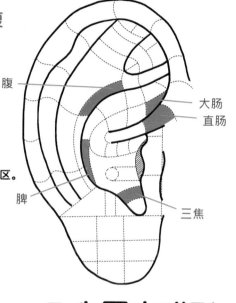

7.心胃火盛型

主要表现： 胃脘灼痛，心烦懊恼，呕血或吐血，口舌生疮，牙龈肿痛或牙血，口臭，面赤，口渴喜爱冰冷饮品，便秘尿黄。

耳穴：心、小肠、胃、三焦、神门

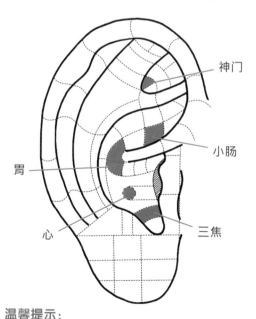

心
[定位] 在耳甲腔正中凹陷处，即耳甲 15 区。
[主治举例] 心悸、声嘶、癔症、无脉症。

小肠
[定位] 在耳轮脚上方中1/3处，即耳甲6区。
[主治举例] 心率不齐、咽痛、腹痛、腹泻。

胃
[定位] 在耳轮脚消失处，即耳甲 4 区。
[主治举例] 消化不良、牙痛、胃痛、失眠。

三焦
[定位] 在外耳门外下，肺与内分泌区之间，即耳甲 17 区。
[主治举例] 上肢三焦经部位疼痛、单纯性肥胖、便秘。

神门
[定位] 在三角窝后 1/3 的上部，即三角窝 4 区。
[主治举例] 麦粒肿、妊娠呕吐、急性腰扭伤、小儿高热惊厥、戒断综合症。

温馨提示：
凡孕妇、儿童、年老体弱、过度疲劳、皮肤缺损或严重贫血者，进行按压穴位保健前应咨询中医师的专业意见。

医嘱指示

宜

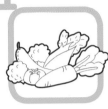 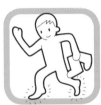 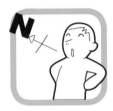 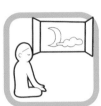

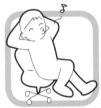 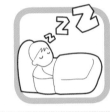 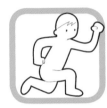 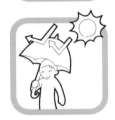

1. 饮食宜清淡，多饮矿泉水或果汁。
2. 中医理论认为天为阳，地为阴，地是阴气的主要来源，因此可经常赤足，让地气从脚底的涌泉穴上升入体内，以平衡体内过盛的阳气。
3. 中医理论认为北方是阴气产生的方位，平日可多面向北方进行深呼吸锻炼，有助身体吸收阴液，（阴液泛指身体内的血液、体液和汗液等液体）以制热邪。
4. 中医理论认为白天为阳，夜为阴，所以可多在晚上活动，面向月光，养阴效果较佳，有助制约火热之邪。
5. 宜保持精神愉快，情志平和。
6. 在起居方面，宜晚睡早起，有助于体内过剩的阳气向外宣泄。
7. 实热体质的人可积极参加体育活动，让体内的热邪随汗散发出去，游泳是首选的项目。此外，跑步、武术和球类活动等均适宜。
8. 正午时分应多些休息，多处于凉爽通风的地方，外出时最好带备雨伞或帽遮挡阳光。

忌

 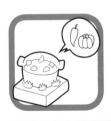 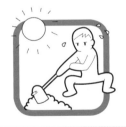 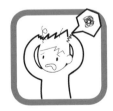

1. 忌辛辣燥热、油炸、煎烤等食物，少吃甜食。
2. 忌长时间户外工作，以免长时间被阳光暴晒，感受暑热之邪。
3. 忌性情急躁、发怒，以免使体内火热更旺盛。

気虚体格　元気不足破壊

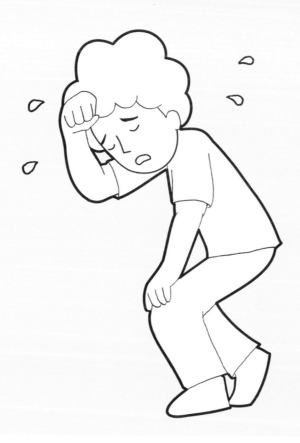

使用方法

量表

配穴解读

塞型体格

热型体格

气虚体格

血虚体格

阴虚体格

阳虚体格

痰湿体格

血瘀体格

郁型体格

锻炼

Q&A

气虚体格特点

气虚体格的典型表现就是"气不够"，经常觉得身体疲倦无力。在静止的情况下，容易出汗，少量活动后更会大汗淋漓，甚至气喘、头晕和心慌。其实大家只要细心留意，会发现身边很多朋友都是气虚体格，因为现代人生活习惯紊乱，长期缺乏运动、熬夜、工作压力大、饮食失衡和长期处于空调环境下工作等，都是气虚的主要因素。除了生活习惯外，年老体弱者、重病后未及时调养，疲劳和安逸过度，先天不足等也可以导致气虚体格。

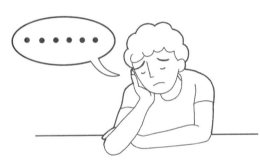

气虚体格反映了身体的脏腑功能衰退，维持人体的生命元素不足，是一种全身性的虚弱表现，如没有适当的调理，症状可明显加重，甚至可以影响其他脏腑，并发生不同的疾病。很多人误以为通过做大量运动可以"练气"，有助于恢复增强体质。其实过多的剧烈运动，大量消耗体力，反会导致体内元气受损，损害脏腑功能，降低抵抗力。

由于气虚可对身体各脏腑造成不同程度的影响，因此可根据受影响的脏腑细分为气虚体格的多个分型，例如长期嗜食生冷食物，或疲劳过度，或忧虑过度，或先天脾胃功能欠佳等因素，会导致脾胃功能失调，引起元气不足，此类情况被视为脾气虚型，其他分型还包括心气虚型、肺气虚型、肾气虚型、胆气虚型和气虚外感型。

中医养生学认为"虚则补之"、"补益元气"是气虚体格的保健原则，而气的生成与肺、脾、肾、肝密切相关，故在调治的穴位方面多取肺、脾、肾、肝经为主。保健方法多见双手摩擦、艾条熏灸和热姜水等热敷穴位或患处，以温补助增长体内的元气。

体格特点　体格配穴　医嘱指示

使用方法
量表

配穴解读

寒型体格
热型体格
气虚体格
血虚体格
阴虚体格
阳虚体格
痰湿体格
血瘀体格
郁型体格
锻炼
Q&A

腧穴篇

定位方法

- 1 寸 — 即是将拇指伸直，横置于所取部位上，可使用拇指剪影尺。
- 2 寸 — 即是等同于食、中、无名指相并拢，以中指中节横纹处为准，可使用三横指剪影尺。
- 3 寸 — 即是等同于食、中、无名及小指相并拢，以中指中节横纹处为准，可使用四横指剪影尺。

为方便准确取穴，建议使用手指同身寸剪影尺取穴

按压方法

方法 1：利用拇指端或指腹按压穴位，可顺时针方向转动，用力要分三段由轻至重，不可用暴力按压，按压时呼气，放松时吸气，按压时间为 3 至 5 分钟，可重复多次操作。

方法 2：利用拇指端点压穴位，用力要分三段由轻至重，不可暴力点压，点压时呼气，点压时间为 3 至 5 分钟，点压穴位后可用手掌轻拍打 1 分钟，以加强经气运行通畅。

温馨提示：建议每次可选择按压三至五个穴位。

1. 百会 （DU20）

位置：在头部，当前发际正中直上 5 寸，或两耳尖连线的中点处。

归经：督脉

功效：熄风醒脑，升阳固脱。

解说：百会为"诸阳之会"。

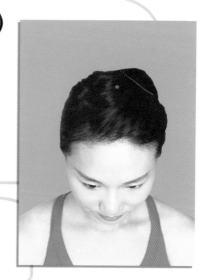

适应证：头痛，眩晕，心悸，健忘，中风不语，癫狂，癫痫，精神障碍，耳鸣，鼻塞，脱肛，痔疮，子宫脱垂，腹泻。

使用方法
量表
配穴解读
寒型体格
热型体格
气虚体格
血虚体格
阴虚体格
阳虚体格
痰湿体格
血瘀体格
郁型体格
锻炼
Q&A

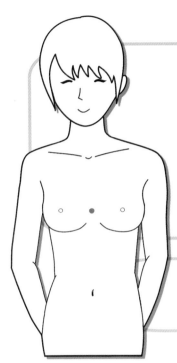

2．膻中（RN17）

位置：在胸部，当前正中线上，平第
　　　4 肋间，两乳头连线的中点。
归经：任脉
功效：理气止痛，生津增液。

适应证：咳嗽，气喘，心胸部
憋闷疼痛，心悸，心烦，产后
缺乳。

3．神阙（RN8）

位置：在腹中部，脐中央。
归经：任脉
功效：温阳救逆，利水固脱。
解说：穴当脐中，胎儿赖此从
　　　母体获取养分而见形神，
　　　喻为元神之阙门。

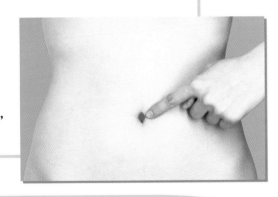

温馨提示：孕妇禁按。

适应证：中风虚脱，四肢冰冷，神疲乏力，绕脐腹痛，水肿鼓胀，
脱肛 (直肠脱垂，指肛管直肠外翻而脱垂于肛门外)，腹泻，便秘，
小便失禁，妇女不孕。

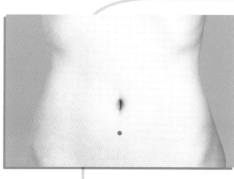

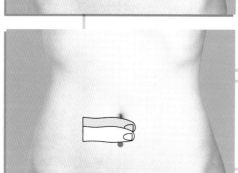

4. 气海 （RN6）

位置：在下腹部，前正中线上，当脐中下 1.5 寸。

归经：任脉

功效：补气益肾，涩精固本。

解说：本穴有强壮作用，调整全身虚弱状态，增加免疫及防卫功能。前人有"气海一穴暖全身"之誉称。

适应证：绕脐腹痛，水肿鼓胀，脘腹胀满，便秘，腹泻，小便不畅，疝气，月经不调，白带过多，子宫脱垂，形体消瘦，四肢乏力。

注：可多做一只"一寸拇指剪影尺"。

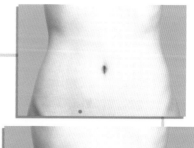

5. 归来 （ST29）

位置：在下腹部，当脐中下 4 寸，距前正中线 2 寸。

归经：足阳明胃经

功效：行气理气、散寒止痛、调经治带、通利大便。

解说：本穴为下腹部的理气散寒之要穴。

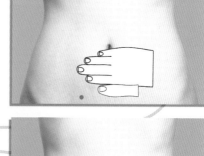

适应证：腹痛，疝气，月经不调，白带过多，子宫脱垂。

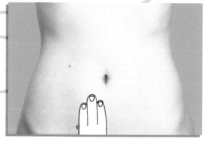

使用方法
量表
配穴解读
寒型体格
热型体格
气虚体格
血虚体格
阴虚体格
阳虚体格
痰湿体格
血瘀体格
郁型体格
锻炼
Q&A

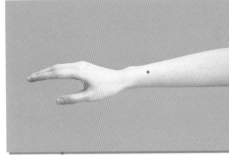

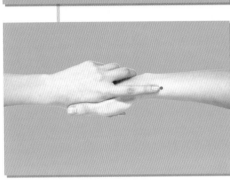

6. 列缺 （LU7）

位置：在前臂桡侧缘，桡骨茎突上方，
　　　腕横纹上 1.5 寸。当肱桡肌与
　　　拇长展肌腱之间。

归经：手太阴肺经

功效：宣肺通络，通调任脉。

适应证：伤风，头痛，项强，咳嗽，
　　　　气喘，咽喉肿痛，口眼歪斜，齿痛。

7. 足三里 （ST36）

位置：在小腿前外侧，当犊鼻下 3 寸，
　　　距胫骨前缘一横指（食指）。

归经：足阳明胃经

功效：健脾和胃，扶正培元，通经活络，
　　　升降气机。

解说：本穴是治疗消化系统各种疾病的
　　　第一穴，又是全身强壮穴。

适应证：胃痛，呕吐，腹胀，腹泻，
　　　　便秘，乳腺炎，肠炎，下肢痹痛，
　　　　下肢水肿，虚劳，消瘦。

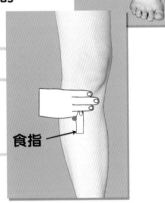

食指

8. 太溪 (KI3)

位置：在足内侧，内踝后方，当内
　　　踝尖与跟腱之间的凹陷处。

归经：足少阴肾经

功效：益肾纳气，培土生金。

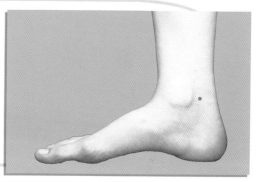

适应证：头痛目眩，咽喉肿痛，齿痛，耳聋，耳鸣，咳嗽，气喘，胸痛
咳血，月经不调，失眠，小便频数，腰脊痛，下肢冰冷，内踝肿痛。

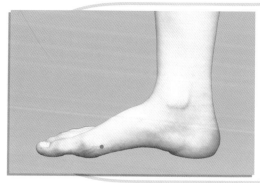

9. 太白 (SP3)

位置：在足内侧缘，当足大趾本节
　　　（第1跖趾关节）后下方赤
　　　白肉际凹陷处。

归经：足太阴脾经

功效：健脾化湿，理气和胃。

适应证：胃痛，腹泻，便秘，脚气病（腿脚麻木、酸痛、软弱，或挛
急、肿胀，或枯萎等为主要表现的疾病），身体沉重，关节疼痛。

腧穴保健

1. 双手热敷法
两手摩擦，产生热力，掌心热敷穴位，重复9次。

2. 姜水热敷法
先用250克生姜煮水20分钟，毛巾热敷穴位，直至姜水变冷为止。

3. 艾灸法
使用艾条，将艾条的一端点燃，对准应灸的腧穴或患处，约距离皮肤2～3厘
米处进行熏烤，并可将食指和中指，置于施灸部位两侧，这样可以透过手指来
测知局部受热程度，以便随时调节施灸时间和距离，使局部有温热感而无灼痛
为宜。一般每个穴位灸10～15分钟，至皮肤红晕为度，注意艾条的灰烬，防
止烫伤。由于艾条易燃，用剩的艾条须要严格把火烬熄灭，保存时应注意防火、
防潮。

使用方法
量表
配穴解读
寒型体格
热型体格
气虚体格
血虚体格
阴虚体格
阳虚体格
痰湿体格
血瘀体格
郁型体格
锻炼
Q&A

使用方法
量表
配穴解读
寒型体格
热型体格
气虚体格
血虚体格
阴虚体格
阳虚体格
痰湿体格
血瘀体格
郁型体格
锻炼
Q&A

耳穴篇

耳穴定位方法

人体发生疾病时，常会在耳廓的相应部位出现"阳性反应"点，如压痛、变形、变色、结节、凹陷、脱屑和静脉曲张等，这些反应点就是耳穴防治疾病的刺激点。简单来说，只要根据自身体格分型，参考常用耳穴示意图，观察"阳性反应"点，就是最准确的耳穴定位方法。

按压耳穴方法

根据体格分型的保健耳穴，参考常用耳穴示意图，在耳廓的相应部位，利用手指(指甲) 揉按或小棒 (棉花棒) 触压。

具体操作：先洗净手，用拇、食指腹 (指甲) 相对，揉按耳廓和耳穴。或面对镜子，用钝头小棒 (棉花棒) 触压耳穴。当压到敏感点时，挑选压痛最明显的一点为耳穴按压保健点，如反复探查找不到痛点，可按耳穴示意图穴位进行。揉按触压时一压一松，按压时呼气，放松时吸气，节律均匀，用力要由轻至重，强度适中，不可用暴力按压，每日 1～3 次，每穴揉压 10～30 次，双耳交替进行。

注意：耳廓有湿疹及耳部皮肤有破溃者不宜应用。

1. 心气虚型

主要表现：心悸怔忡，气短，四肢乏力，活动后尤甚，兼且感觉胸闷不适，精神疲劳，大汗淋漓，面色㿠白。

耳穴：心、肺、皮质下、肾上腺、内分泌

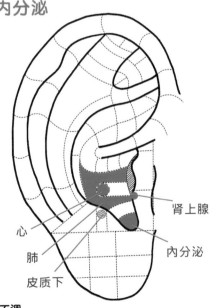

心
[定位] 在耳甲腔正中凹陷处，即耳甲 15 区。
[主治举例] 心悸、声嘶、癔症、无脉症。

肺
[定位] 在心区和气管区周围处，即耳甲 14 区。
[主治举例] 皮肤病、咳喘、单纯性肥胖。

皮质下
[定位] 在对耳屏内侧面，即对耳屏 4 区。
[主治举例] 间日疟、急性附睾炎、月经不调。

肾上腺
[定位] 在耳屏游离缘下部尖端，即耳屏 2 区的后缘处。
[主治举例] 低血压、间日疟、喘息。

内分泌
[定位] 在屏间切迹内，耳甲腔的前下部，即耳甲 18 区。
[主治举例] 间日疟、经前紧张症、更年期综合症、月经不调。

肾上腺
心
内分泌
肺
皮质下

使用方法
量表
配穴解读
寒型体格
热型体格
气虚体格
血虚体格
阴虚体格
阳虚体格
痰湿体格
血瘀体格
郁型体格
锻炼
Q&A

2. 脾气虚型

主要表现：食欲不振，食量少，腹胀或饱，又或食后腹胀不适，大便稀烂，少气懒言，精神疲惫，肢体倦怠，面色萎黄或消瘦。

耳穴：脾、肺、耳背脾、皮质下、腹

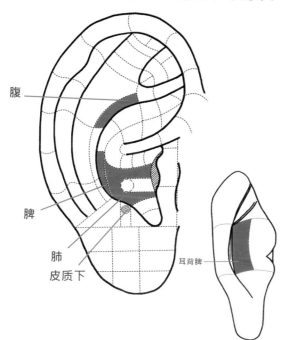

脾
[定位] 在耳甲腔的后上部，即耳甲 13 区。
[主治举例] 眩晕、纳呆、腹泻。

肺
[定位] 在心区和气管区周围处，即耳甲 14 区。
[主治举例] 皮肤病、咳喘、单纯性肥胖。

耳背脾
[定位] 在耳背中央部，即耳背 3 区。
[主治举例] 胃痛、纳呆、腹胀、腹泻。

皮质下
[定位] 在对耳屏内侧面，即对耳屏 4 区。
[主治举例] 间日疟、急性附睾炎、月经不调。

腹
[定位] 在对耳轮体前部上 2/5 处，即对耳轮 8 区。
[主治举例] 腹胀、腹痛、腹泻。

3. 肺气虚型

主要表现：喘咳气短，声音细小，大汗淋漓，怕风，容易感冒，面色㿠白，精神疲倦。

耳穴：肺、肾上腺、气管、胸、皮质下

肺
[定位] 在心区和气管区周围处，即耳甲 14 区。
[主治举例] 皮肤病、咳喘、单纯性肥胖。

肾上腺
[定位] 在耳屏游离缘下部尖端，即耳屏 2 区的后缘处。
[主治举例] 低血压、间日疟、喘息。

气管
[定位] 在心区和外耳门之间，即耳甲 16 区。
[主治举例] 面瘫、咳喘。

胸
[定位] 在对耳轮体前部中 2/5 处，即对耳轮 10 区。
[主治举例] 产后缺乳、经前紧张症、胸胁部带状疱疹。

皮质下
[定位] 在对耳屏内侧面，即对耳屏 4 区。
[主治举例] 间日疟、急性附睾炎、月经不调。

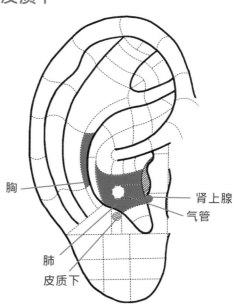

使用方法
量表
配穴解读
寒型体格
热型体格
气虚体格
血虚体格
阴虚体格
阳虚体格
痰湿体格
血瘀体格
郁型体格
锻炼
Q&A

4.肾气虚型

主要表现：听力减退，耳鸣，头晕，腰膝酸软，夜间多尿，提前射精。

耳穴：肾、膀胱、内生殖器、肾上腺、耳背肾

肾
[定位] 在对耳轮下脚下方后部，即耳甲 10 区。
[主治举例] 耳鸣、腰痛、遗尿、遗精。

膀胱
[定位] 在对耳轮下脚下方中部，即耳甲 9 区。
[主治举例] 后头痛、腰痛、坐骨神经痛、膀胱炎。

内生殖器
[定位] 在三角窝前 1/3 的下部，
　　　　即三角窝 2 区。
[主治举例] 月经不调、痛经、带下、
　　　　　 遗精、阳痿。

肾上腺
[定位] 在耳屏游离缘下部尖端，
　　　　即耳屏 2 区的后缘处。
[主治举例] 低血压、间日疟、喘息。

耳背肾
[定位] 在耳背下部，即耳背 5 区。
[主治举例] 月经不调、神经衰弱。

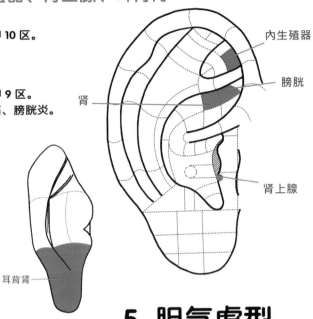

5. 胆气虚型

主要表现：胆怯，经常容易惊恐，遇事不决，怔忡，夜寐不安，多梦，气短乏力，或兼有头晕眼花、视物模糊。

耳穴：肝、胰胆、三焦、内分泌、皮质下

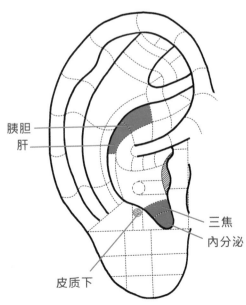

肝
[定位] 在耳甲艇的后下部，即耳甲 12 区。
[主治举例] 高血压、青光眼、经前综合症、更年期
　　　　　 综合症。

胰胆
[定位] 在耳甲艇的后上部，即耳甲 11 区。
[主治举例] 胁痛、胸胁部带状疱疹、胆囊炎、胆
　　　　　 石症、耳鸣。

三焦
[定位] 在外耳门外下，肺与内分泌区之间，
　　　　即耳甲 17 区。
[主治举例] 上肢三焦经部位疼痛、单纯性肥胖、
　　　　　 便秘。

内分泌
[定位] 在屏间切迹内，耳甲腔的前下部，
　　　　即耳甲 18 区。
[主治举例] 间日疟、经前紧张症、更年期综合症、
　　　　　 月经不调。

皮质下
[定位] 在对耳屏内侧面，即对耳屏 4 区。
[主治举例] 间日疟、急性附睾炎、月经不调。

体格特点　体格配穴　医嘱指示

使用方法
量表
配穴解读
寒型体格
热型体格
气虚体格
血虚体格
阴虚体格
阳虚体格
痰湿体格
血瘀体格
郁型体格
锻炼
Q&A

6.气虚外感型

主要表现：发热，怕冷，无汗或大汗淋漓，身体倦怠，咳嗽，咯痰无力，甚至气喘或呼吸困难，声音低怯，面色淡白。

耳穴：肺、肾上腺、气管、咽喉、内分泌

肺
[定位] 在心区和气管区周围处，即耳甲 14 区。
[主治举例] 皮肤病、咳喘、单纯性肥胖。

肾上腺
[定位] 在耳屏游离缘下部尖端，即耳屏 2 区的
　　　　后缘处。
[主治举例] 低血压、间日疟、喘息。

气管
[定位] 在心区和外耳门之间，即耳甲 16 区。
[主治举例] 面瘫、咳喘。

咽喉
[定位] 在耳屏内侧面上 1/2 处，即耳屏 3 区。
[主治举例] 急性咽炎、扁桃体炎、癔症。

内分泌
[定位] 在屏间切迹内，耳甲腔的前下部，
　　　　即耳甲 18 区。
[主治举例] 间日疟、经前紧张症、更年期
　　　　综合症、月经不调。

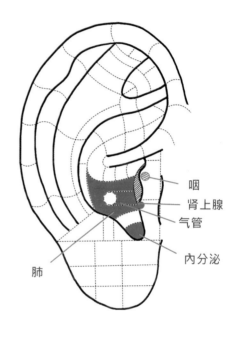

咽
肾上腺
气管
内分泌
肺

温馨提示：

凡孕妇、儿童、年老体弱、过度疲劳、皮肤缺损或严重贫血者，进行按压穴位保健前应咨询中医师的专业意见。

使用方法
量表
配穴解读
寒型体格
热型体格
气虚体格
血虚体格
阴虚体格
阳虚体格
痰湿体格
血瘀体格
郁型体格
锻炼
Q&A

医嘱指示

宜

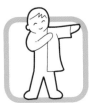 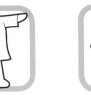

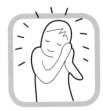 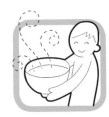 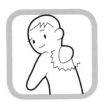

1. 气虚的人，适应气候的能力差，应避风寒，多穿衣服，避免身体受寒气侵袭。
2. 根据自身体力情况，选择适当的体育运动，宜进行散步，慢跑，打太极拳，可补益机体的阳气，改善体质。
3. 宜坚持自我按摩、合理运动锻炼、饮食调养以及节制房事。
4. 宜多吃热食，喝温水。
5. 宜保持心情愉快，情绪乐观。
6. 宜减少户外活动，并应常晒太阳，以促进体内气血循环。

忌

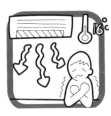 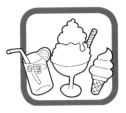 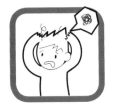 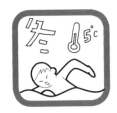

1. 忌雨雪天气外出。大雾天气，应注意戴口罩，防止寒气经口鼻入侵；夏季应避免贪凉露宿，或空调温度过低，注意室内外温差过大。
2. 忌生冷食物和冷饮。
3. 忌精神刺激和忧愁思虑，避免加重病情。
4. 秋冬季忌游泳，避免受寒冷刺激。

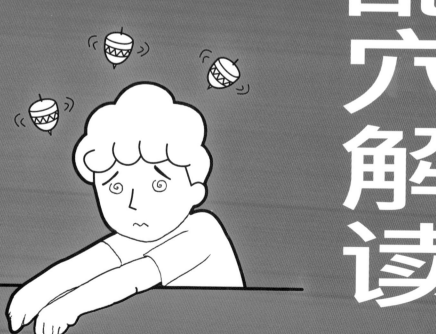

血虚体格配穴解读

血虚体格特点

血虚是指体内血液生化不足，输布失调，不能滋润脏腑和肢体而出现全身性虚弱表现。中医学血虚的表现症状和定义比较广泛，有别于西医学的贫血，两者不能视为等同。

中医学认为，心主导全身的血脉；脾生血、统摄血液运行于脉中；肝藏血；肺主一身之气以助血运行全身，血液是脏腑必需的物质，当体内血液充足，脏腑功能活动正常，自然面色红润，肌肉丰满壮实，筋骨强壮，感觉和运动灵敏自如。但是现代人生活紧张，工作疲劳过度，缺乏充足休息；精神压力大，忧思过度；食无定时，饮食失衡，导致脾胃消化功能受损。或者先天气血不足、失血过多、长期久病不愈，特别是温热病后出汗过多等因素，均可导致体内血液生成不足，结果发展成血虚体格。

由于血虚可对身体各脏腑造成不同部位的影响，因此根据这些受影响的部位可再细分为血虚体格多个分型，例如营养不良，长期病患，或者失血过多，导致肝血不足，筋脉失去滋养而出现眼花，四肢抽筋等症状，此类情况被视为肝血虚型，其他分型还包括心血虚型和脾不统血型。

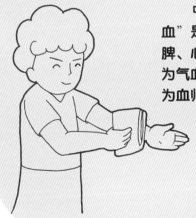

中医养生学认为"虚则补之"、"补益气血"是血虚体格的保健原则，而血的生成与肺、脾、心、肝密切相关，心主导全身的血脉；脾为气血生化之源；肝藏血；肺主一身之气，"气为血帅，血为气母"肺气旺盛推动有力，血行有时，故在调治的穴位方面多取肺、脾、心、肝经为主。保健方法多见双手摩擦和中药外洗等热敷穴位或患处，以助增长体内的气血。

腧穴篇

定位方法

● 1 寸 — 即是将拇指伸直，横置于所取部位上，可使用拇指剪影尺。
● 2 寸 — 即是等同于食、中、无名指相并拢，以中指中节横纹处为准，可使用三横指剪影尺。
● 3 寸 — 即是等同于食、中、无名及小指相并拢，以中指中节横纹处为准，可使用四横指剪影尺。

为方便准确取穴，建议使用手指同身寸剪影尺取穴

按压方法

方法 1 ： 利用拇指端或指腹按压穴位，可顺时针方向转动，用力要分三段由轻至重，不可用暴力按压，按压时呼气，放松时吸气，按压时间为 3 至 5 分钟，可重复多次操作。

方法 2 ： 利用拇指端点压穴位，用力要分三段由轻至重，不可暴力点压，点压时呼气，点压时间为 3 至 5 分钟，点压穴位后可用手掌轻拍打 1 分钟，以加强经气运行通畅。

温馨提示：建议每次可选择按压三至五个穴位。

1. 膈俞 （BL17）

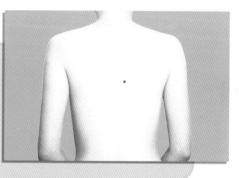

位置：在背部，当第 7 胸椎棘突下，旁开 1.5 寸。(平肩胛骨下缘)
归经：足太阳膀胱经
功效：宽胸理气，和血止血。

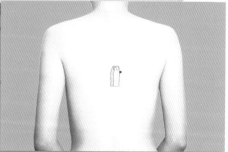

适应证：呕吐，打嗝，气喘，咳嗽，吐血，潮热，盗汗。

注：可多做一只 "一寸拇指剪影尺"。

使用方法
量表
配穴解读
寒型体格
热型体格
气虚体格
血虚体格
阴虚体格
阳虚体格
痰湿体格
血瘀体格
郁型体格
锻炼
Q&A

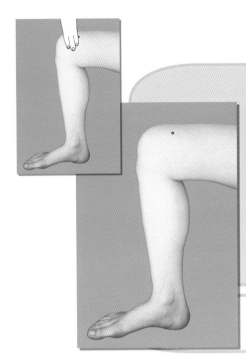

2. 血海（SP10）

位置：屈膝，在大腿内侧，髌底内侧
　　　端上2寸，当股四头肌内侧头
　　　的隆起处。

归经：足太阴脾经

功效：调经统血，健脾化湿。

解说：此穴为太阴脉气所发，气血归
　　　聚之海，为妇人调经之要穴。

适应证：月经不调，崩漏，
经闭，湿疹。

3. 地机（SP8）

位置：在小腿内侧，当足内踝尖
　　　与阴陵泉的连线上，阴陵
　　　泉下3寸。

归经：足太阴脾经

功效：健脾渗湿，调理月经。

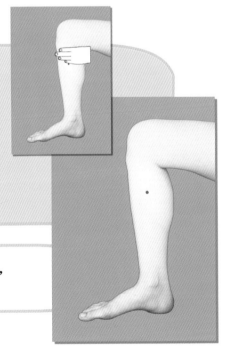

适应证：腹痛，腹泻，小便不利，
水肿，月经不调，痛经，遗精。

使用方法　量表　配穴解读　寒型体格　热型体格　气虚体格　血虚体格　阴虚体格　阳虚体格　痰湿体格　血瘀体格　郁型体格　锻炼　Q&A

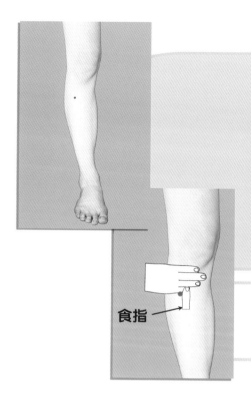

食指

4．足三里（ST36）

位置： 在小腿前外侧，当犊鼻下 3 寸，距胫骨前缘一横指（食指）。

归经： 足阳明胃经

功效： 健脾和胃，扶正培元，通经活络，升降气机。

解说： 本穴是治疗消化系统各种疾病的第一穴，又是全身强壮穴。

适应证： 胃痛，呕吐，腹胀，腹泻，便秘，乳腺炎，肠炎，下肢痹痛，下肢水肿，虚劳，消瘦。

5．三阴交（SP6）

位置： 在小腿内侧，当足内踝尖上 3 寸，胫骨内侧缘后方。

归经： 足太阴脾经

功效： 滋补肝肾，补养精血，调经止带。

解说： 为治疗妇产科疾病第一要穴。

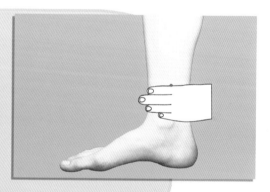

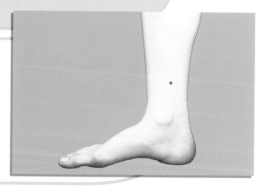

适应证： 肠鸣腹胀，腹泻，月经不调，白带过多，子宫脱垂，不孕，遗精，阳痿，失眠，下肢痿弱麻痹，脚气病（腿脚麻木、酸痛、软弱，或挛急、肿胀，或枯萎等为主要表现的疾病）。

使
用
方
法

量
表

配
穴
解
读

寒
型
体
格

热
型
体
格

气
虚
体
格

血
虚
体
格

阴
虚
体
格

阳
虚
体
格

痰
湿
体
格

血
瘀
体
格

郁
型
体
格

锻
炼

Q
&
A

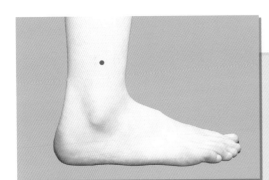

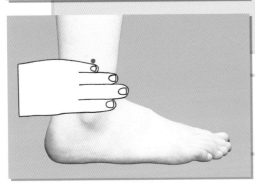

6. 悬钟（GB39）

位置：在小腿外侧，当足外踝尖
　　　上 3 寸，腓骨前缘。

归经：足少阳胆经

功效：平肝熄风，益肾壮骨，通
　　　经活络。

适应证：半身不遂，颈项强痛，
胸腹胀满，胁肋疼痛，膝腿痛，
下肢水肿。

7. 内关（PC6）

位置：在前臂掌侧，当曲泽与大
　　　陵的连线上，腕横纹上 2
　　　寸，掌长肌腱与桡侧腕屈
　　　肌腱之间。

归经：手厥阴心包经

功效：宁心安神，疏肝和胃，
　　　止痛。

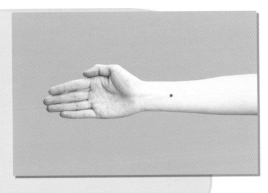

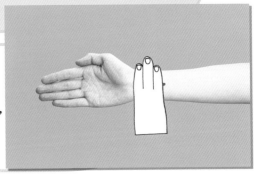

适应证：心痛，心悸，胸痛，胃脘
痛，呕吐，打嗝，失眠，癫狂，癫
痫，郁证，眩晕，中风偏瘫，哮喘，
偏头痛，热病，产后血晕，肘臂疼
痛。

使用方法　量表　配穴解读　寒型体格　热型体格　气虚体格　血虚体格　阴虚体格　阳虚体格　痰湿体格　血瘀体格　郁型体格　锻炼　Q&A

8. 太渊 （LU9）

位置： 在腕掌侧横纹桡侧，桡动脉搏动处。

归经： 手太阴肺经

功效： 宣肺平喘，通脉理血。

解说： 此穴为八会穴之脉会，乃气血最旺之处。

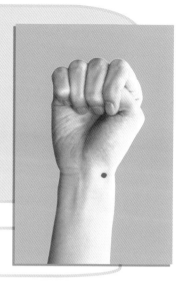

适应证：咳嗽，气喘，咳血，胸痛，咽喉肿痛，腕臂痛，无脉症。

9. 曲池 （LI11）

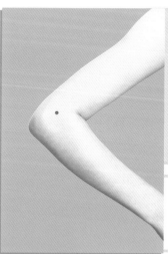

位置： 在肘横纹外侧端，屈肘，当尺泽与肱骨外上髁连线中点。

归经： 手阳明大肠经

功效： 清热疏风，消肿止痒。

适应证：咽喉肿痛，齿痛，目赤痛，上肢活动不遂，手臂肿痛，腹痛，上吐下泻，高血压，癫狂。

腧穴保健

1. 双手热敷法
两手摩擦，产生热力，掌心热敷穴位，重复 9 次。

2. 中药热敷法
先用当归、川芎各 50 克煮水 30 分钟，毛巾热敷以上穴位，直至药液变冷为止。

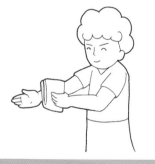

使用方法｜量表

配穴解读

寒型体格　热型体格　气虚体格

血虚体格

阴虚体格　阳虚体格　痰湿体格　血瘀体格　郁型体格

锻炼

Q&A

耳穴篇

耳穴定位方法

　　人体发生疾病时，常会在耳廓的相应部位出现"阳性反应"点，如压痛、变形、变色、结节、凹陷、脱屑和静脉曲张等，这些反应点就是耳穴防治疾病的刺激点。简单来说，只要根据自身体格分型，参考常用耳穴示意图，观察"阳性反应"点，就是最准确的耳穴定位方法。

按压耳穴方法

　　根据体格分型的保健耳穴，参考常用耳穴示意图，在耳廓的相应部位，利用手指（指甲）揉按或小棒（棉花棒）触压。

具体操作：先洗净手，用拇、食指腹（指甲）相对，揉按耳廓和耳穴。或面对镜子，用钝头小棒（棉花棒）触压耳穴。当压到敏感点时，挑选压痛最明显的一点为耳穴按压保健点，如反复探查找不到痛点，可按耳穴示意图穴位进行。揉按触压时一压一松，按压时呼气，放松时吸气，节律均匀，用力要由轻至重，强度适中，不可用暴力按压，每日1~3次，每穴揉压10~30次，双耳交替进行。

注意：耳廓有湿疹及耳部皮肤有破溃者不宜应用。

1. 心血虚型

主要表现：心惊害怕，自觉心悸，失眠，多梦，头晕，健忘，面色淡白或萎黄，唇舌色淡。

耳穴：心、脾、肝、神门、内分泌

心
[定位] 在耳甲腔正中凹陷处，即耳甲15区。
[主治举例] 心悸、声嘶、癔症、无脉症。

脾
[定位] 在耳甲腔的后上部，即耳甲13区。
[主治举例] 眩晕、纳呆、腹泻。

肝
[定位] 在耳甲艇的后下部，即耳甲12区。
[主治举例] 高血压、青光眼、经前综合症、
　　　　　　更年期综合症。

神门
[定位] 在三角窝后1/3的上部，即三角窝4区。
[主治举例] 麦粒肿、妊娠呕吐、急性腰扭伤、
　　　　　　小儿高热惊厥、戒断综合症。

内分泌
[定位] 在屏间切迹内，耳甲腔的前下部，即耳甲18区。
[主治举例] 间日疟、经前紧张症、更年期综合症、月经不调。

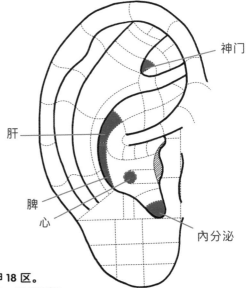

2. 肝血虚型

主要表现：面色苍白或萎黄，形体消瘦，头晕眼花，两目干涩，夜盲，视物模糊，肢体麻木，四肢抽筋，无法正常地伸展，妇女可见月经量少而色浅淡，甚则闭经，面部、眼睑和指甲无血色及失去光泽。

耳穴：肝、脾、心、三焦、皮质下

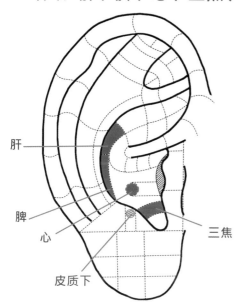

肝
[定位] 在耳甲艇的后下部，即耳甲 12 区。
[主治举例] 高血压、青光眼、经前综合症、更年期综合症。

脾
[定位] 在耳甲腔的后上部，即耳甲 13 区。
[主治举例] 眩晕、纳呆、腹泻。

心
[定位] 在耳甲腔正中凹陷处，即耳甲 15 区。
[主治举例] 心悸、声嘶、癔症、无脉症。

三焦
[定位] 在外耳门外下，肺与内分泌区之间，即耳甲 17 区。
[主治举例] 上肢手少阳三焦经部位疼痛、单纯性肥胖、便秘。

皮质下
[定位] 在对耳屏内侧面，即对耳屏 4 区。
[主治举例] 间日疟、急性附睾炎、月经不调。

3. 脾不统血型

主要表现：面色苍白或萎黄，头晕眼花，无病因的大便带血或流鼻血，月经过多，或崩漏（非经期时下体大量出血，或经期延长至两周以上)。

耳穴：脾、三焦、胃、肾上腺、皮质下

脾
[定位] 在耳甲腔的后上部，即耳甲 13 区。
[主治举例] 眩晕、纳呆、腹泻。

三焦
[定位] 在外耳门外下，肺与内分泌区之间，即耳甲 17 区。
[主治举例] 上肢手少阳三焦经部位疼痛、单纯性肥胖、便秘。

胃
[定位] 在耳轮脚消失处，即耳甲 4 区。
[主治举例] 消化不良、牙痛、胃痛、失眠。

肾上腺
[定位] 在耳屏游离缘下部尖端，即耳屏 2 区的后缘处。
[主治举例] 低血压、间日疟、喘息。

皮质下
[定位] 在对耳屏内侧面，即对耳屏 4 区。
[主治举例] 间日疟、急性附睾炎、月经不调。

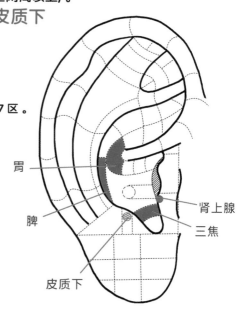

温馨提示：凡孕妇、儿童、年老体弱、过度疲劳、皮肤缺损或严重贫血者，进行按压穴位保健前应咨询中医师的专业意见。

使用方法｜量表｜配穴解读｜寒型体格｜热型体格｜气虚体格｜血虚体格｜阴虚体格｜阳虚体格｜痰湿体格｜血瘀体格｜郁型体格｜锻炼｜Q&A

使用方法
量表
配穴解读
寒型体格
热型体格
气虚体格
血虚体格
阴虚体格
阳虚体格
痰湿体格
血瘀体格
郁型体格
锻炼
Q&A

医嘱指示

宜

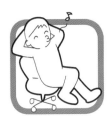 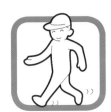

1. 应尽量保持心境平和，放松心情，若能多些外出郊游、漫步草地，呼吸新鲜空气，活动筋骨，更能够增强体质。
2. 适当运动可以调整增强气血的运行，以不感到劳累为准则。应在早晨时分多做一些较慢的养身运动，如太极拳、八段锦、缓步跑或散步，并可以配合按摩四肢和胸腹，增强体质。

忌

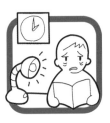 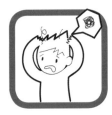 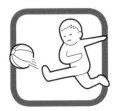

1. 血虚体质的人容易疲劳，故应该有适当休息，切忌通宵或长时间工作，防止过度疲劳。
2. 中医学认为 "久视伤血" ，所以忌长时间看书、看报、看电视等，应注意眼睛的休息和保养，避免因过度用眼而耗伤身体的气血。
3. 忌剧烈运动。

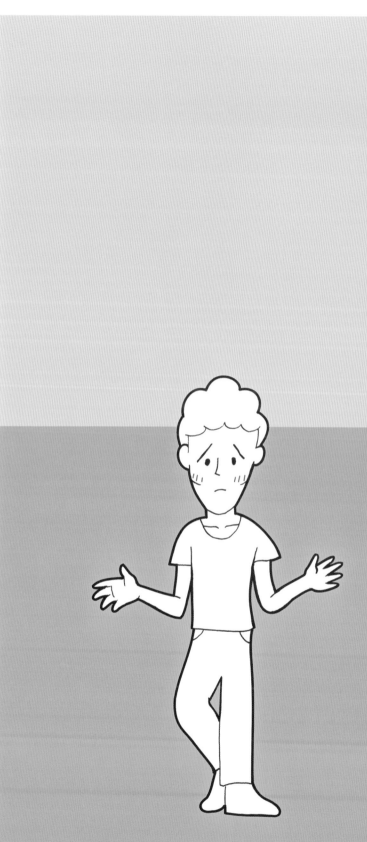

阴虚体格配穴解读

阴虚体格特点

相信大部分"阴虚体格"的人常会误以为自己是"燥热"或"热毒"，因为阴虚的体质同时会出现火旺的症状，包括烦热、潮热盗汗、面颧红、失眠多梦和口舌生疮等，如误服大量清热解毒的食材或中药，会导致病情反复难愈，甚至病情加重。虽然实热与虚热症状相似，但其实是有很明显的分别。虚热(阴虚火旺的热)局限于胸中、手心和足心，下午后出现的次数较多，面红多以两侧颧骨为主，口舌生疮长期出现，口腔溃疡反复不愈。

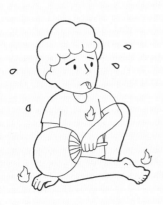

简单来说，阴虚即是体内必需的阴液（包括了全身的血液、津液、汗液和精液等）不足或出现亏损，不足以滋养身体，不能制衡身体过盛的阳气，导致阴不制阳（虚火上升）的表现。阴虚体格可见于先天不足，或不良饮食习惯，吃过量辛辣温燥之物，或年老体虚，或慢性疾病长期不愈，长期疲劳、房劳过度等因素影响，导致阴液长期耗损，脏腑功能出现障碍。很多人会误以为大量饮水就能立刻缓解阴虚症状，其实阴液是体内水液和脾胃吸收的营养物质结合而成。故此，必须配合良好的生活习惯，减少致病因素，才能有效缓解症状。

由于阴虚可对身体各脏腑造成不同程度的影响，因此根据不同的脏腑可再细分为阴虚体格的多个分型，例如：长期肺病耗损肺的阴液，或疲劳过度，导致肺的功能失调，虚热内生，此类情况视为肺阴虚型。其他分型还包括脾阴虚型、肝阴虚型、心阴虚型、肾阴虚型和胃阴虚型。

改善阴虚体格的保健原则为"虚则补之"、"滋养阴液"，而阴液的生成与五脏密切相关，为能达至阴阳平衡，经络保健多以取五脏的阴经腧穴为主。保健方法多见较刺激的按压和刮痧疗法，以清热生津的方法助增长体内的阴液。阴虚体格的症状改善需时较长，平常应配合良好的生活习惯，减少致病因素，症状才能有效得到缓解。

体格特点　体格配穴　医嘱指示

使用方法
量表
配穴解读
寒型体格
热型体格
气虚体格
血虚体格
阴虚体格
阳虚体格
痰湿体格
血瘀体格
郁型体格
锻炼
Q&A

腧穴篇

定位方法

- 1 寸 — 即是将拇指伸直，横置于所取部位上，可使用拇指剪影尺。
- 2 寸 — 即是等同于食、中、无名指相并拢，以中指中节横纹处为准，可使用三横指剪影尺。
- 3 寸 — 即是等同于食、中、无名及小指相并拢，以中指中节横纹处为准，可使用四横指剪影尺。

为方便准确取穴，建议使用手指同身寸剪影尺取穴

按压方法

方法 1 ：利用拇指端或指腹按压以下穴位，可顺时针方向转动，用力要由重至轻，不可用暴力按压，按压时吸气，放松时呼气，按压时间为 3 至 5 分钟，可重复多次操作。

方法 2 ：利用拇指或食指指甲按压以下的穴位，用力要持续均匀，不可用暴力按压，按压时间为 1 分钟，可重复多次操作。

方法 3 ：利用拇指端点压穴位，用力要分三段由重至轻，不可暴力点压，点压时吸气，放松时呼气，点压时间为 3 至 5 分钟，点压穴位后可用手掌轻拍打 1 分钟，以加强经气运行通畅。

温馨提示：建议每次可选择按压三至五个穴位。

1. 照海 （KI6）

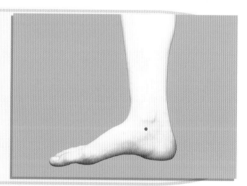

位置：在足内侧，足内踝尖下方凹陷处。

归经：足少阴肾经

功效：调阴宁神，通调二阴。

适应证：咽喉干燥，癫痫，嗜睡喜卧，惊恐不宁，目赤肿痛，月经不调，痛经，赤白带下，子宫脱垂，阴痒，疝气，小便频数，失眠，下肢水肿。

使用方法

量表

配穴解读

寒型体格

热型体格

气虚体格

血虚体格

阴虚体格

阳虚体格

痰湿体格

血瘀体格

郁型体格

锻炼

Q&A

体格特点　**体格配穴**　医嘱指示

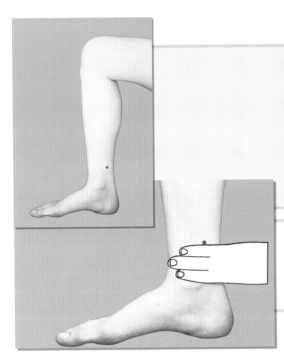

2. 复溜 (KI7)

位置： 在小腿内侧，太溪直上
2 寸，跟腱的前方。

归经： 足少阴肾经

功效： 补肾益阴，通调水道。

适应证： 腹泻，肠鸣，水肿，
腹胀，腿肿，双下肢痿弱无力，
盗汗，身热无汗，腰脊强痛。

3. 通里 (HT5)

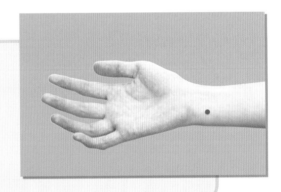

位置： 在前臂掌侧，当尺侧腕
屈肌腱的桡侧缘，腕横
纹上 1 寸。

归经： 手少阴心经

功效： 安神志，清虚热。

适应证： 心悸，舌强不语 (舌体
强硬僵直，活动不灵，使谈吐不
利，言语不清的舌象)，腕臂痛。

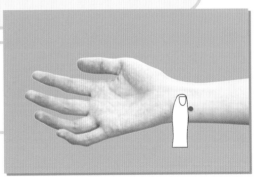

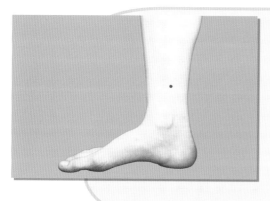

4．三阴交（SP6）

位置：在小腿内侧，当足内踝尖上
3 寸，胫骨内侧缘后方。

归经：足太阴脾经

功效：滋补肝肾，补养精血，调经
止带。

解说：为治疗妇产科疾病第一要穴。

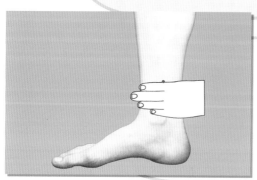

适应证：肠鸣腹胀，月经不调，
不孕，遗精，阳痿，失眠，下
肢痿弱麻痹，脚气病 (腿脚麻
木、酸痛、软弱，或挛急、肿
胀，或枯萎等为主要表现的疾
病) 。

5．公孙（SP4）

位置：在足内侧缘，当第 1 跖骨
基底的前下方。

归经：足太阴脾经

功效：健脾化湿，和胃理中。

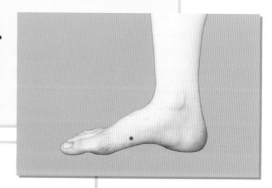

适应证：胃痛，呕吐，腹痛，
腹泻，痢疾。

使用方法｜量表

配穴解读

寒型体格

热型体格

气虚体格

血虚体格

阴虚体格

阳虚体格

痰湿体格

血瘀体格

郁型体格

锻炼

Q&A

使用方法

量表

配穴解读

寒型体格

热型体格

气虚体格

血虚体格

阴虚体格

阳虚体格

痰湿体格

血瘀体格

郁型体格

锻炼

Q&A

6．隐白（SP1）

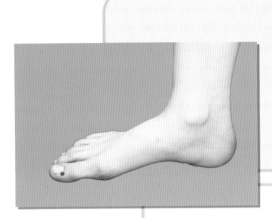

位置：足大趾末节内侧，
距趾甲角 0.1 寸。
（指寸）

归经：足太阴脾经

功效：健脾宁神，调经统血。

适应证：腹胀，便血，尿血，
月经过多，崩漏，癫狂，多
梦，惊风。

7．曲泉（LR8）

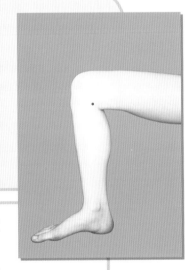

位置：在膝内侧，屈膝，当膝关节
内侧面横纹内侧端，股骨内
侧髁的后缘，半腱肌、半膜
肌止端的前缘凹陷处。

归经：足厥阴肝经

功效：疏肝解郁，通调前阴。

适应证：月经不调，痛经，白带过
多，子宫脱垂，阴痒，产后腹痛，
遗精，阳痿，疝气，小便不利，头
痛，头晕，癫狂，膝肿痛，下肢痿
弱麻痹。

8. 清冷渊 （SJ11）

位置：在臂外侧，屈肘，当肘尖直上
　　　　2寸，即天井穴上1寸。
归经：手少阳三焦经
功效：温经散寒，活络止痛。

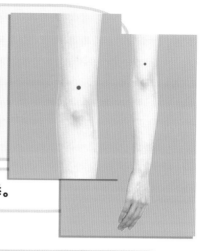

适应证：头痛，目黄，肩臂痛不能举。

9.涌泉 （KI1）

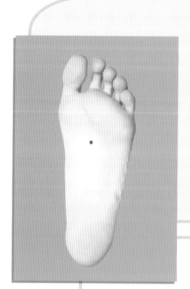

位置：在足底部，卷足时足前部凹陷处，
　　　　约当足底2、3趾趾缝纹头端与
　　　　足跟连线的前1/3与后2/3交
　　　　点上。
归经：足少阴肾经
功效：滋阴益肾，平肝熄风，醒脑开窍。
解说：穴居足心而居一身之下，喻经气
　　　　如泉水涌出于下。

适应证：头顶痛，头晕眼花，咽喉痛，
咽干，失音，小便不利，大便难，小儿
惊风，足心发热，癫狂，癫痫，昏厥。

腧穴保健

1.刮痧疗法
根据病情选定部位，可用润滑油剂或药油在选定部位上涂抹，然后用四只手指
轻拍至微红，再用骨梳背或刮痧板从轻到重来回刮动，至局部充血为止，不要
过分用力，防止表皮刮伤。部位多寡与刮的程度由施者掌握。

2.百合敷洗法
用鲜百合150克煮水25分钟，毛巾热敷和洗擦以上穴位，
直至药液变冷为止。

使用方法　量表　配穴解读　寒型体格　热型体格　气虚体格　血虚体格　阴虚体格　阳虚体格　痰湿体格　血瘀体格　郁型体格　锻炼　Q&A

使用方法

量表

配穴解读

寒型体格

热型体格

气虚体格

血虚体格

阴虚体格

阳虚体格

痰湿体格

血瘀体格

郁型体格

锻炼

Q&A

耳穴篇

耳穴定位方法

　　人体发生疾病时，常会在耳廓的相应部位出现"阳性反应"点，如压痛、变形、变色、结节、凹陷、脱屑和静脉曲张等，这些反应点就是耳穴防治疾病的刺激点。简单来说，只要根据自身体格分型，参考常用耳穴示意图，观察"阳性反应"点，就是最准确的耳穴定位方法。

按压耳穴方法

　　根据体格分型的保健耳穴，参考常用耳穴示意图，在耳廓的相应部位，利用手指（指甲）揉按或小棒（棉花棒）触压。

具体操作：先洗净手，用拇、食指腹（指甲）相对，揉按耳廓和耳穴。或面对镜子，用钝头小棒（棉花棒）触压耳穴。当压到敏感点时，挑选压痛最明显的一点为耳穴按压保健点，如反复探查找不到痛点，可按耳穴示意图穴位进行。揉按触压时一压一松，按压时呼气，放松时吸气，节律均匀，用力要由轻至重，强度适中，不可用暴力按压，每日1～3次，每穴揉压10～30次，双耳交替进行。

注意：耳廓有湿疹及耳部皮肤有破溃者不宜应用。

1. 心阴虚型

主要表现：心悸害怕、胸痛胸闷、健忘、心烦、失眠、多梦、咽干舌燥、低热（即是轻微发热，但温度低于38℃），盗汗（即是睡觉时不自觉地大量出汗）。

耳穴：心、小肠、神门、内分泌、交感

心
[定位] 在耳甲腔正中凹陷处，即耳甲15区。
[主治举例] 心悸、声嘶、癔症、无脉症。

小肠
[定位] 在耳轮脚上方中1/3处，即耳甲6区。
[主治举例] 心率不齐、咽痛、腹痛、腹泻。

神门
[定位] 在三角窝后1/3的上部，即三角窝4区。
[主治举例] 麦粒肿、妊娠呕吐、急性腰扭伤、小儿高热惊厥、戒断综合症。

内分泌
[定位] 在屏间切迹内，耳甲腔的前下部，即耳甲18区。
[主治举例] 间日疟、经前紧张症、更年期综合症、月经不调。

交感
[定位] 在对耳轮下脚前端与耳轮内缘相交处，即对耳轮6区与耳轮内侧缘相交处。
[主治举例] 胃痛、会阴部疼痛不适、胃肠痉挛。

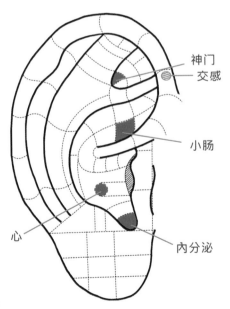

神门
交感
小肠
心
内分泌

使用方法
量表
配穴解读
寒型体格
热型体格
气虚体格
血虚体格
阴虚体格
阳虚体格
痰湿体格
血瘀体格
郁型体格
锻炼
Q&A

2. 肝阴虚型

主要表现：头晕眼花，两目干涩，或夜盲，耳鸣，胁肋如被火烧般痛，指甲失去光泽，筋腱和肌肉不自觉的抽动，口燥咽干，颧红唇红，手心、足心和胸前发热伴烦躁，身体定时发热和睡觉时大量出汗，失眠多梦。妇女可见月经后期、量少经闭。

耳穴：肝、脾、肾、内分泌、交感

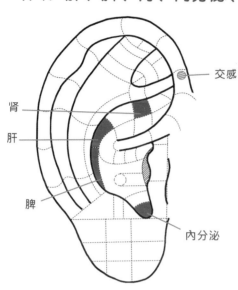

肝
[定位] 在耳甲艇的后下部，即耳甲 12 区。
[主治举例] 高血压、青光眼、经前综合症、更年期综合症。

脾
[定位] 在耳甲腔的后上部，即耳甲 13 区。
[主治举例] 眩晕、纳呆、腹泻。

肾
[定位] 在对耳轮下脚下方后部，即耳甲 10 区。
[主治举例] 耳鸣、腰痛、遗尿、遗精。

内分泌
[定位] 在屏间切迹内，耳甲腔的前下部，即耳甲 18 区。
[主治举例] 间日疟、经前紧张症、更年期综合症、月经不调。

交感
[定位] 在对耳轮下脚前端与耳轮内缘相交处，即对耳轮 6 区与耳轮内侧缘相交处。
[主治举例] 胃痛、会阴部疼痛不适、胃肠痉挛。

3. 脾阴虚型

主要表现：不思饮食，消化不良，恶心呕吐和厌恶肥腻食物，胃部不适，胃痛，口干而渴，大便质硬，肌肉消瘦。

耳穴：脾、胃、小肠、三焦、神门

脾
[定位] 在耳甲腔的后上部，即耳甲 13 区。
[主治举例] 眩晕、纳呆、腹泻。

胃
[定位] 在耳轮脚消失处，即耳甲 4 区。
[主治举例] 消化不良、牙痛、胃痛、失眠。

小肠
[定位] 在耳轮脚上方中 1/3 处，即耳甲 6 区。
[主治举例] 心率不齐、咽痛、腹痛、腹泻。

三焦
[定位] 在外耳门外下，肺与内分泌区之间，即耳甲 17 区。
[主治举例] 上肢三焦经部位疼痛、单纯性肥胖、便秘。

神门
[定位] 在三角窝后 1/3 的上部，即三角窝 4 区。
[主治举例] 麦粒肿、妊娠呕吐、急性腰扭伤、小儿高热惊厥、戒断综合症。

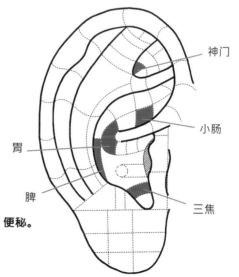

使用方法

量表

配穴解读

寒型体格

热型体格

气虚体格

血虚体格

阴虚体格

阳虚体格

痰湿体格

血瘀体格

郁型体格

锻炼

Q&A

4.肺阴虚型

主要表现：干咳，痰少而黏，或痰中带血，咽干，声音嘶哑，形体消瘦，午后身体定时发热，手心、足心和胸前烦热，盗汗（睡觉时不自觉地大量出汗），颧红。

耳穴：肺、脾、肾、咽喉、交感

肺
[定位] 在心区和气管区周围处，即耳甲 14 区。
[主治举例] 皮肤病、咳喘、单纯性肥胖。

脾
[定位] 在耳甲腔的后上部，即耳甲 13 区。
[主治举例] 眩晕、纳呆、腹泻。

肾
[定位] 在对耳轮下脚下方后部，即耳甲 10 区。
[主治举例] 耳鸣、腰痛、遗尿、遗精。

咽喉
[定位] 在耳屏内侧面上 1/2 处，即耳屏 3 区。
[主治举例] 急性咽炎、扁桃体炎、癔症。

交感
[定位] 在对耳轮下脚前端与耳轮内缘相交处，
　　　　即对耳轮 6 区与耳轮内侧缘相交处。
[主治举例] 胃痛、会阴部疼痛不适、胃肠痉挛。

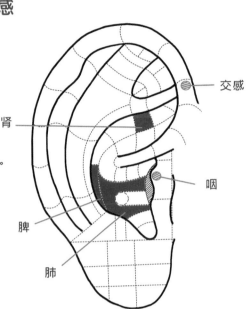

5.肾阴虚型

主要表现：手心、足心和胸前烦躁发热，失眠，盗汗（睡觉时不自觉地大量出汗），口干咽燥，足跟痛，腰膝酸软，遗精，崩漏。

耳穴：肾、心、神门、耳背肾、内生殖器

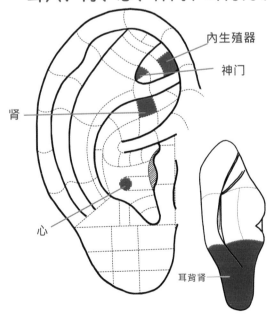

肾
[定位] 在对耳轮下脚下方后部，即耳甲 10 区。
[主治举例] 耳鸣、腰痛、遗尿、遗精。

心
[定位] 在耳甲腔正中凹陷处，即耳甲 15 区。
[主治举例] 心悸、声嘶、癔症、无脉症。

神门
[定位] 在三角窝后 1/3 的上部，即三角窝 4 区。
[主治举例] 麦粒肿、妊娠呕吐、急性腰扭伤、
　　　　　小儿高热惊厥、戒断综合症。

耳背肾
[定位] 在耳背下部，即耳背 5 区。
[主治举例] 月经不调、神经衰弱。

内生殖器
[定位] 在三角窝前 1/3 的中下部，即三角窝 2 区。
[主治举例] 月经不调、痛经、带下、遗精、阳痿。

6.胃阴虚型

主要表现: 不思饮食或饮食减少, 饥而不食, 口咽干燥, 大便干燥, 心烦, 低热（轻微发热, 但低于摄氏38度）。

耳穴: 脾、胃、交感、三焦、神门

脾
[定位] 在耳甲腔的后上部, 即耳甲 13 区。
[主治举例] 眩晕、纳呆、腹泻。

胃
[定位] 在耳轮脚消失处, 即耳甲 4 区。
[主治举例] 消化不良、牙痛、胃痛、失眠。

交感
[定位] 在对耳轮下脚前端与耳轮内缘相交处, 即对耳轮 6 区与耳轮内侧缘相交处。
[主治举例] 胃痛、会阴部疼痛不适、胃肠痉挛。

三焦
[定位] 在外耳门外下, 肺与内分泌区之间, 即耳甲 17 区。
[主治举例] 上肢三焦经部位疼痛、单纯性肥胖、便秘。

神门
[定位] 在三角窝后 1/3 的上部, 即三角窝 4 区。
[主治举例] 麦粒肿、妊娠呕吐、急性腰扭伤、小儿高热惊厥、戒断综合症。

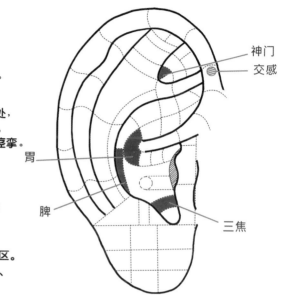

神门
交感
胃
脾
三焦

温馨提示:
凡孕妇、儿童、年老体弱、过度疲劳、皮肤缺损或严重贫血者, 进行按压穴位保健前应咨询中医师的专业意见。

使用方法
量表
配穴解读
寒型体格
热型体格
气虚体格
血虚体格
阴虚体格
阳虚体格
痰湿体格
血瘀体格
郁型体格
锻炼
Q&A

医嘱指示

宜

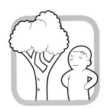
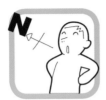
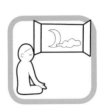

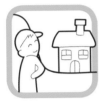
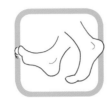
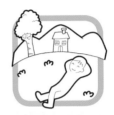

1. 可在海边、山林、河畔、高山等地方进行深呼吸锻炼，这可吸入较大量的清凉爽快的自然空气（阴气），对补充身体的阴液（阴液泛指身体内的血液、体液和汗液等液体）有一定帮助。

2. 中医学理论认为北方是阴气产生的方向，所以多面向北方进行深呼吸锻炼，有助补充身体的阴液（阴液泛指身体内的血液、体液和汗液等液体）吸收。

3. 中医理论认为昼为阳，夜为阴，日为阳，月为阴，所以在夜晚面对月光养阴效果尤佳。

4. 居住的环境宜选择低洼的地理位置，中医学理论认为高为阳，低为阴，所以住低层较易接触地气吸取阴气。

5. 多吸收地气。中医学理论认为天为阳，地为阴，地是阴气的主要来源，因此吸收地气是养阴的重要方法之一。可经常赤足，让地气可从脚掌中心的涌泉穴上升入体。

6. 居住环境宜选择在安静的地方。

忌

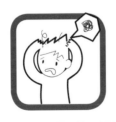
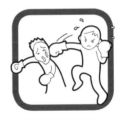

1. 阴虚体质的人性情急躁，常心烦易怒，尽量保持心境平和开朗，少与人争吵，忌发怒。

2. 尽量减少参加竞技性较强的文娱体育活动。

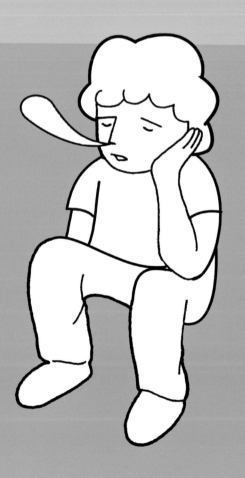

阳虚体格配穴解读

使用方法
量表
配穴解读
寒型体格
热型体格
气虚体格
血虚体格
阴虚体格
阳虚体格
痰湿体格
血瘀体格
郁型体格
锻炼
Q&A

阳虚体格特点

很多人对"阳虚"的理解局限于性功能减退或男科疾病。中医学认为阳虚是机体阳气虚损，机能衰退，机能反应性弱的病理状态，也是气虚和寒证进一步加重的慢性病理表现，属于一种较为复杂的体格。因此，无论男女老幼均可能是阳虚体格。

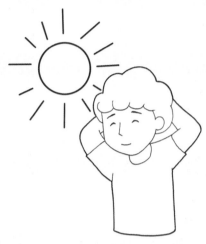

阳虚体格的人可见于长期饮食不当或嗜食生冷，损伤脾胃的阳气，影响消化吸收功能，或劳累过度、年老体弱和长期病患的人，引起肾阳气的损伤，阳气不足容易导致身体脏腑功能衰退。这种体格的特点是概括了虚和寒的表现，故在夏季时得到阳气之助能祛散虚寒，病情得以缓解，而冬季病情则会加重。

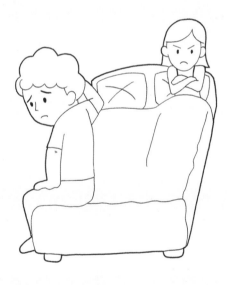

由于阳虚体格可造成身体各脏腑出现不同程度的影响，因此根据这些受影响的脏腑可再细分为阳虚体格的多个分型，例如过量进食寒冷食物，或忧思过度，或慢性疾病长期不愈，导致消化和吸收能力减弱，脾胃功能下降，此类情况视为脾阳虚型，其他分型还包括肾阳虚型、肺阳虚型、肝阳虚型和心阳虚型。

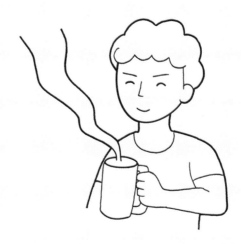

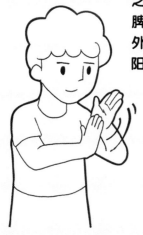

阳虚体格保健原则关键是 "虚则补之"、"温补阳气"，五脏之中，肾为阳气之根本，脾为阳气生化之源，故当着重补脾肾。保健按压的腧穴多取自肺经、脾经、肾经和督脉。多见双手摩擦、艾条熏灸、中药外洗等热敷穴位或患处，以温经通阳帮助补充体内的阳气。

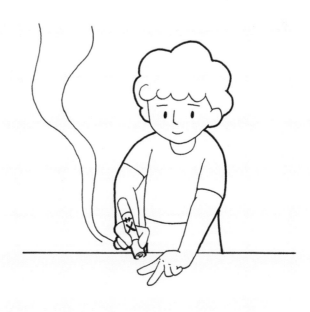

使用方法

量表

配穴解读

寒型体格

热型体格

气虚体格

血虚体格

阴虚体格

阳虚体格

痰湿体格

血瘀体格

郁型体格

锻炼

Q&A

使用方法
量表
配穴解读
寒型体格
热型体格
气虚体格
血虚体格
阴虚体格
阳虚体格
痰湿体格
血瘀体格
郁型体格
锻炼
Q&A

腧穴篇

定位方法

- 1 寸 — 即是将拇指伸直，横置于所取部位上，可使用拇指剪影尺。
- 2 寸 — 即是等同于食、中、无名指相并拢，以中指中节横纹处为准，可使用三横指剪影尺。
- 3 寸 — 即是等同于食、中、无名及小指相并拢，以中指中节横纹处为准，可使用四横指剪影尺。

为方便准确取穴，建议使用手指同身寸剪影尺取穴

按压方法

方法 1 ：利用拇指端或指腹按压穴位，可顺时针方向转动，用力要分三段由轻至重，不可用暴力按压，按压时呼气，放松时吸气，按压时间为 3 至 5 分钟，可重复多次操作。

方法 2 ：利用拇指端点压穴位，用力要分三段由轻至重，不可暴力点压，点压时呼气，点压时间为 3 至 5 分钟，点压穴位后可用手掌轻拍打 1 分钟，以加强经气运行通畅。

温馨提示：建议每次可选择按压三至五个穴位。

1. 神庭 （DU24）

位置：在头部，当前发际正中直上 0.5 寸。

归经：督脉

功效：宁神醒脑，降逆平喘。

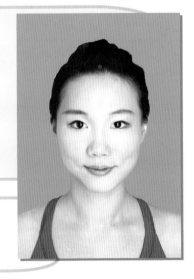

适应证：头痛，眩晕，目赤肿痛，夜盲，鼻炎，流鼻血，癫狂，癫痫。

使用方法
量表
配穴解读
寒型体格
热型体格
气虚体格
血虚体格
阴虚体格
阳虚体格
痰湿体格
血瘀体格
郁型体格
锻炼
Q&A

2. 百会（DU20）

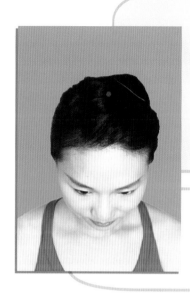

位置：在头部，当前发际正中直上 5 寸，或两耳尖连线的中点处。

归经：督脉

功效：熄风醒脑，升阳固脱。

适应证：头痛，眩晕，心悸，健忘，中风不语，癫狂，癫痫，精神障碍，耳鸣，鼻塞，脱肛，痔疮，子宫脱垂，腹泻。

3. 足三里（ST36）

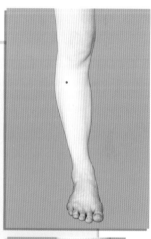

位置：在小腿前外侧，当犊鼻下 3 寸，距胫骨前缘一横指（食指）。

归经：足阳明胃经

功效：健脾和胃，扶正培元，通经活络，升降气机。

解说：本穴是治疗消化系统各种疾病的第一穴，又是全身强壮穴。

适应证：胃痛，呕吐，腹胀，腹泻，便秘，乳腺炎，肠炎，下肢痹痛，下肢水肿，癫狂，虚劳，消瘦。

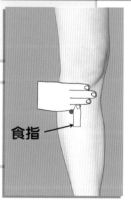

食指

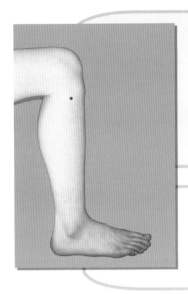

4．阳陵泉（GB34）

位置：在小腿外侧，当腓骨头
　　　前下方凹陷处。

归经：足少阳胆经

功效：疏肝利胆，舒筋活络。

适应证：半身不遂，下肢痿弱麻
痹，膝肿痛，下肢水肿，胁肋疼
痛，口苦，呕吐，黄疸，小儿惊
风。

5．气海（RN6）

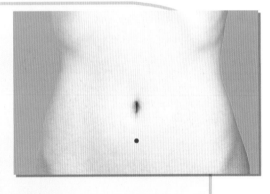

位置：在下腹部，前正中线上，当
　　　脐中下 1.5 寸。

归经：任脉

功效：补气益肾，涩精固本。

解说：本穴有强壮作用，调整全身
　　　虚弱状态，增加免疫及防卫
　　　功能。前人有"气海一穴暖
　　　全身"之誉称。

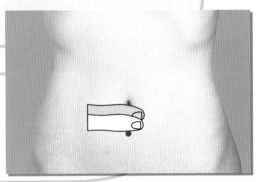

适应证：绕脐腹痛，水肿臌胀，
脘腹胀满，腹泻，遗尿，遗精，
阳痿，疝气，月经病，形体消
瘦，四肢乏力。

注：可多做一只"一寸拇指剪影尺"。

使用方法
量表
配穴解读
寒型体格
热型体格
气虚体格
血虚体格
阴虚体格
阳虚体格
痰湿体格
血瘀体格
郁型体格
锻炼
Q&A

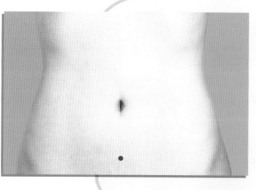

6. 关元（RN4）

位置： 在下腹部，前正中线上，当脐中下 3 寸。

归经： 任脉

功效： 培元固本，温经散寒。

解说： 本穴为全身三大强壮穴之一，有增加机体免疫及防卫功能。

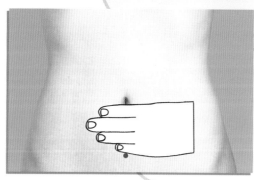

适应证： 中风脱证，虚劳，消瘦无力，少腹疼痛，脱肛，疝气，便血，小便不利，尿频，遗精，前列腺炎，阳痿，早泄，月经不调，经痛，赤白带下，子宫脱垂，崩漏，眩晕。

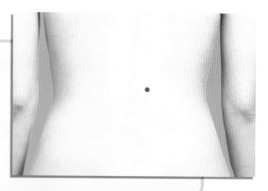

7. 肾俞（BL23）

位置： 在腰部，当第 2 腰椎棘突下，旁开 1.5 寸。
（即与肚脐呈水平位置）

归经： 足太阳膀胱经

功效： 补肾益气，通阳利水。

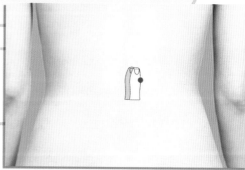

适应证： 遗尿，遗精，阳痿，月经不调，白带过多，水肿，耳鸣，耳聋，腰痛。

注：可多做一只"一寸拇指剪影尺"。

使用方法
量表

配穴解读

寒型体格
热型体格
气虚体格
血虚体格
阴虚体格

阳虚体格

痰湿体格
血瘀体格
郁型体格
锻炼
Q&A

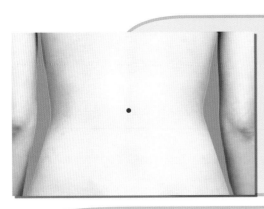

8．命门（DU4）

位置： 在腰部，当后正中线上，第 2 腰椎棘突下凹陷中。

归经： 足太阳膀胱经

功效： 温益肾阳，舒筋镇痉。

解说： 元气之根本，生命之门户。

适应证： 虚损腰痛，遗尿，尿频，腹泻，遗精，阳痿，早泄，赤白带下，习惯性流产，虚劳，头晕，耳鸣，癫痫，惊恐，手足冰冷。

9．腰阳关（DU3）

位置： 在腰部，当后正中线上，第 4 腰椎棘突下凹陷中。

归经： 督脉

功效： 祛寒除湿，舒筋活络。

解说： 为阳气之关要处。

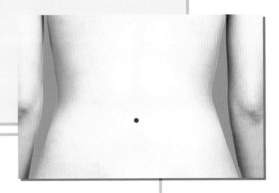

适应证： 腰骶疼痛，下肢痿弱麻痹，月经不调，赤白带下，阳痿，便血。

腧穴保健

1．双手热敷法

两手摩擦，产生热力，掌心热敷穴位，重复 9 次。

2．中药热敷法

先用干姜、桂枝和吴茱萸各 30 克煮水 30 分钟，毛巾热敷以上的穴位，直至药液变冷为止。

3．艾灸法

使用艾条，将艾条的一端点燃，对准应灸的腧穴或患处，约距离皮肤 2～3 厘米处进行熏烤，并可将食指和中指，置于施灸部位两侧，这样可以透过手指来测知局部受热程度，以便随时调节施灸时间和距离，使局部有温热感而无灼痛为宜。一般每个穴位灸 10～15 分钟，至皮肤红晕为度，注意艾条的灰烬，防止烫伤。由于艾条易燃，用剩的艾条需要严格把火烬熄灭，保存时应注意防火、防潮。

耳穴篇

耳穴定位方法

　　人体发生疾病时，常会在耳廓的相应部位出现"阳性反应"点，如压痛、变形、变色、结节、凹陷、脱屑和静脉曲张等，这些反应点就是耳穴防治疾病的刺激点。简单来说，只要根据自身体格分型，参考常用耳穴示意图，观察"阳性反应"点，就是最准确的耳穴定位方法。

按压耳穴方法

　　根据体格分型的保健耳穴，参考常用耳穴示意图，在耳廓的相应部位，利用手指(指甲)揉按或小棒(棉花棒)触压。

具体操作：先洗净手，用拇、食指腹(指甲)相对，揉按耳廓和耳穴。或面对镜子，用钝头小棒(棉花棒)触压耳穴。当压到敏感点时，挑选压痛最明显的一点为耳穴按压保健点，如反复探查找不到痛点，可按耳穴示意图穴位进行。揉按触压时一压一松，按压时呼气，放松时吸气，节律均匀，用力要由轻至重，强度适中，不可用暴力按压，每日1~3次，每穴揉压10~30次，双耳交替进行。

注意：耳廓有湿疹及耳部皮肤有破溃者不宜应用。

1. 心阳虚型

主要表现：心悸害怕，肌肉不自觉抽动，胸部憋闷，气喘，畏寒肢冷，大汗淋漓，面色㿠白，倦怠无力，或下肢浮肿，唇舌色暗。

耳穴：心、小肠、耳背心、交感、皮质下

心

[定位] 在耳甲腔正中凹陷处，即耳甲15区。
[主治举例] 心悸、声嘶、癔症、无脉症。

小肠

[定位] 在耳轮脚上方中1/3处，即耳甲6区。
[主治举例] 心率不齐、咽痛、腹痛、腹泻。

耳背心

[定位] 在耳背上部，即耳背1区。
[主治举例] 失眠、心悸、高血压。

交感

[定位] 在对耳轮下脚前端与耳轮内缘相交处，即对耳轮6区与耳轮内侧缘相交处。
[主治举例] 胃痛、会阴部疼痛不适、胃肠痉挛。

皮质下

[定位] 在对耳屏内侧面，即对耳屏4区。
[主治举例] 间日疟、急性附睾炎、月经不调。

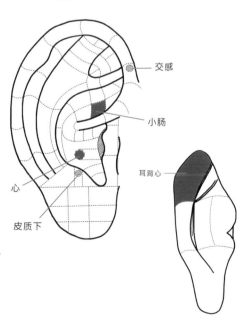

交感
小肠
耳背心
心
皮质下

使用方法
量表
配穴解读
寒型体格
热型体格
气虚体格
血虚体格
阴虚体格
阳虚体格
痰湿体格
血瘀体格
郁型体格
锻炼
Q&A

2.肝阳虚型

主要表现：胸部两侧有胀满感，畏冷肢凉，头晕眼花，性欲减退，阳痿不举或举而不坚，睾丸有湿冷感，梦遗或阴茎萎缩，女士们则见小腹冷痛，经期延后或月经淋漓不止，白带清稀和不孕症。

耳穴：肝、胰胆、内生殖器、耳背肾、皮质下

肝
[定位] 在耳甲艇的后下部，即耳甲 12 区。
[主治举例] 高血压、青光眼、经前综合症、更年期综合症。

胰胆
[定位] 在耳甲艇的后上部，即耳甲 11 区。
[主治举例] 胁痛、胸胁部带状疱疹、胆囊炎、胆石症、耳鸣。

内生殖器
[定位] 在三角窝前 1/3 的中下部，即三角窝 2 区。
[主治举例] 月经不调、痛经、带下、遗精、阳痿。

耳背肾
[定位] 在耳背下部，即耳背 5 区。
[主治举例] 月经不调、神经衰弱。

皮质下
[定位] 在对耳屏内侧面，即对耳屏 4 区。
[主治举例] 间日疟、急性附睾炎、月经不调。

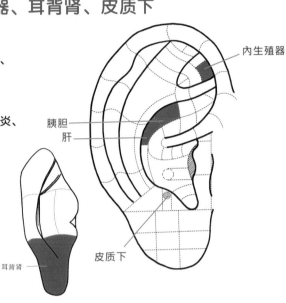

3. 脾阳虚型

主要表现：畏寒肢冷，浮肿，食欲减退，胃部冷痛而喜爱热敷和按压，大便似水状，或腹泻，大便里可见未消化的食物，或有痢疾，面色虚白，倦怠神疲，口淡，喜热饮，或呕吐清水，或浮肿，小便断断续续，或小便后仍有尿意，或妇女白带量多而清稀。若器官下垂，则临床多见胃下垂，脱肛（直肠脱出肛门），子宫脱垂，或其他脏器下垂等。

耳穴：脾、胃、肾、内分泌、交感

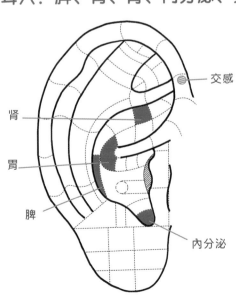

脾
[定位] 在耳甲腔的后上部，即耳甲 13 区。
[主治举例] 眩晕、纳呆、腹泻。

胃
[定位] 在耳轮脚消失处，即耳甲 4 区。
[主治举例] 消化不良、牙痛、胃痛、失眠。

肾
[定位] 在对耳轮下脚下方后部，即耳甲 10 区。
[主治举例] 耳鸣、腰痛、遗尿、遗精。

内分泌
[定位] 在屏间切迹内，耳甲腔的前下部，即耳甲 18 区。
[主治举例] 间日疟、经前紧张症、更年期综合症、月经不调。

交感
[定位] 在对耳轮下脚前端与耳轮内缘相交处，即对耳轮 6 区与耳轮内侧缘相交处。
[主治举例] 胃痛、会阴部疼痛不适、胃肠痉挛。

体格特点 | 体格配穴 | 医嘱指示

使用方法

量表

配穴解读

寒型体格

热型体格

气虚体格

血虚体格

阴虚体格

阳虚体格

痰湿体格

血瘀体格

郁型体格

锻炼

Q&A

4.肺阳虚型

主要表现：咳吐涎沫，质清稀而量多，身体或四肢冰冷，大汗淋漓，易感冒，面白神疲，呼吸浅短，口不渴。

耳穴：肺、气管、肾、交感、皮质下

肺
[定位] 在心区和气管区周围处，即耳甲 14 区。
[主治举例] 皮肤病、咳喘、单纯性肥胖。

气管
[定位] 在心区和外耳门之间，即耳甲 16 区。
[主治举例] 面瘫、咳喘。

肾
[定位] 在对耳轮下脚下方后部，即耳甲 10 区。
[主治举例] 耳鸣、腰痛、遗尿、遗精。

交感
[定位] 在对耳轮下脚前端与耳轮内缘相交处，即对耳轮 6 区与耳轮内侧缘相交处。
[主治举例] 胃痛、会阴部疼痛不适、胃肠痉挛。

皮质下
[定位] 在对耳屏内侧面，即对耳屏 4 区。
[主治举例] 间日疟、急性附睾炎、月经不调。

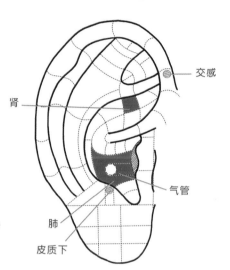

交感
肾
气管
肺
皮质下

5. 肾阳虚型

主要表现：畏寒，面色㿠白，腰膝酸冷，小便清长或遗尿，浮肿以腰以下为甚，阳痿或提早泄精，女子带下清稀和不孕症。

耳穴：肾、膀胱、内生殖器、耳背肾、肾上腺

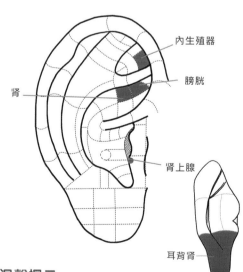

内生殖器
膀胱
肾
肾上腺
耳背肾

肾
[定位] 在对耳轮下脚下方后部，即耳甲 10 区。
[主治举例] 耳鸣、腰痛、遗尿、遗精。

膀胱
[定位] 在对耳轮下脚下方中部，即耳甲 9 区。
[主治举例] 后头痛、腰痛、坐骨神经痛、膀胱炎。

内生殖器
[定位] 在三角窝前 1/3 的中下部，即三角窝 2 区。
[主治举例] 月经不调、痛经、带下、遗精、阳痿。

耳背肾
[定位] 在耳背下部，即耳背 5 区。
[主治举例] 月经不调、神经衰弱。

肾上腺
[定位] 在耳屏游离缘下部尖端，即耳屏 2 区的后缘处。
[主治举例] 低血压、间日疟、喘息。

温馨提示：
凡孕妇、儿童、年老体弱、过度疲劳、皮肤缺损或严重贫血者，进行按压穴位保健前应咨询中医师的专业意见。

医嘱指示

宜

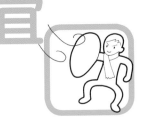
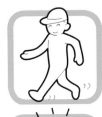
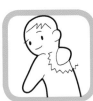
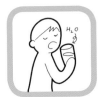
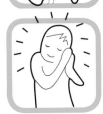
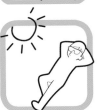

1. 阳虚的人适应气候的能力差，应避风寒，多穿衣服，避免身体受寒气侵袭。
2. 根据自身体力情况，选择适当的体育运动，宜进行散步、慢跑、打太极拳，可增加阳气，改善体质。
3. 宜坚持自我按摩、合理运动锻炼、饮食调养以及节制房事。
4. 宜多吃热食，喝温水。
5. 宜保持心情愉快，情绪乐观。
6. 宜减少户外活动，并应常晒太阳，以加强体内阳气和气血循环。

忌

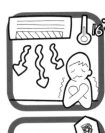

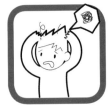
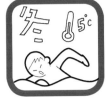

1. 忌雨雪天气外出。大雾天气，应注意戴口罩，防止寒气经口鼻入侵；夏季应避免贪凉露宿，或空调温度过低，注意室内外温差过大。
2. 忌生冷食物和冷饮。
3. 忌精神刺激和忧愁思虑，避免加重病情。
4. 秋冬季忌游泳，避免受寒冷刺激。

使用方法　量表　配穴解读　寒型体格　热型体格　气虚体格　血虚体格　阴虚体格　阳虚体格　痰湿体格　血瘀体格　郁型体格　锻炼　Q&A

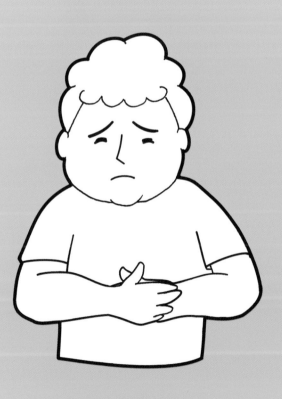

痰湿体格配穴解读

痰湿体格特点

　　南方的地理环境潮湿，加上偏嗜肥腻浓味和生冷的饮食文化所影响，南方人的体格特别容易困 "湿"，而湿气长期聚于身体内可化为 "痰"。中医学认为，痰可分为有形和无形的痰，有形的痰可从口中吐出，而无形的痰是一种痰浊湿邪，以无固定的形态藏于体内经络，阻碍气血运行，因此 "痰" 与 "湿" 经常同时存在于体内，形成痰湿体格。

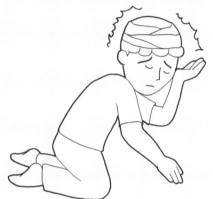

　　痰湿体格的成因有内湿与外湿之别，内湿多见饮食习惯不良，或情绪抑郁过度，或先天气血不足，或年老体虚导致脾胃功能失调，体内水液代谢受阻，湿浊停留体内，日久聚湿成痰，阻碍经络的气血运行。外湿指生活于潮湿的气候和环境，包括长期感受雾露之邪或涉水淋雨、久居湿地、或长期水中作业等，湿浊之邪入侵体内，令脏腑机能和气血循环受损，形成痰湿。由于湿邪的特性黏滞，容易阻碍气的运行，故病情绵绵不断，需要较长的治疗时间。另外，治疗的过程中还要配合生活饮食，避免增添致病因素。

　　由于痰湿可对身体各脏腑造成较深程度的影响，病程较长，因此根据这些受影响的部位可再细分为痰湿体格的多个分型，例如：过度进食生冷食物，忧思过度，或受慢性疾病的影响，导致脾胃功能运作受阻，聚湿成痰，痰浊阻碍心脉的运行，此类情况视为痰阻心脉型，其他分型还包括脾虚痰湿型和痰湿阻肺型。

　　中医学认为脾具吸收精微物质并转输全身，充养肌肉的生理功能，当脾胃功能欠佳，水湿壅盛困于体内，久而化成痰，而痰浊阻塞经络，会影响脾胃运化，痰与湿相互造成恶性循环；另外，脾为生痰之源，肺为贮痰之器。因而养生学认为 "健脾化湿"、"理气除痰" 是痰湿体格的保健原则，在保健穴位方面多取足太阴脾经、手太阴肺经、足少阴肾经及手少阳三焦经。

腧穴篇

使用方法
量表
配穴解读
寒型体格
热型体格
气虚体格
血虚体格
阴虚体格
阳虚体格
痰湿体格
血瘀体格
郁型体格
锻炼
Q&A

定位方法

● 1 寸 — 即是将拇指伸直，横置于所取部位上，可使用拇指剪影尺。

● 2 寸 — 即是等同于食、中、无名指相并拢，以中指中节横纹处为准，可使用三横指剪影尺。

● 3 寸 — 即是等同于食、中、无名及小指相并拢，以中指中节横纹处为准，可使用四横指剪影尺。

为方便准确取穴，建议使用手指同身寸剪影尺取穴

按压方法

方法 1：利用拇指端或指腹按压穴位，可顺时针方向转动，用力要分三段由轻至重，不可用暴力按压，按压时呼气，放松时吸气，按压时间为 3 至 5 分钟，可重复多次操作。

方法 2：利用拇指端点压穴位，用力要分三段由轻至重，不可暴力点压，点压时呼气，点压时间为 3 至 5 分钟，点压穴位后可用手掌轻拍打 1 分钟，以加强经气运行通畅。

温馨提示：建议每次可选择按压三至五个穴位。

1. 肩井（GB21）

位置：在肩上，前直乳中，当大椎与肩峰端连线的中点上。

归经：足少阳胆经

功效：祛风清热，通经理气，豁痰开郁。

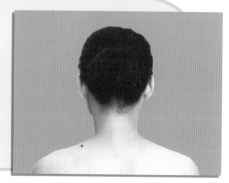

适应证：肩背痹痛，肩周炎，颈项强痛，乳腺炎，中风，难产，虚劳。

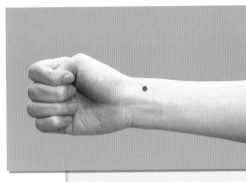

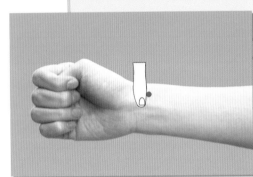

2. 经渠 (LU8)

位置：在前臂掌面桡侧，桡骨茎突与
　　　桡动脉之间凹陷处，腕横纹上
　　　1 寸。

归经：手太阴肺经

功效：宣肺平喘。

适应证：咳嗽，气喘，胸痛，咽喉
肿痛，手腕痛。

3. 尺泽 (LU5)

位置：在肘横纹中，肱二头肌腱桡
　　　侧凹陷处。

归经：手太阴肺经

功效：清肺润肺，滋养肺阴。

解说：本穴为疏通上肢经筋之主穴。

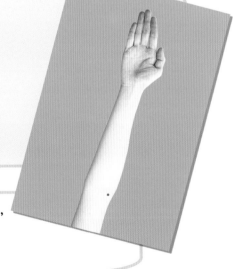

适应证：咳嗽，气喘，咳血，潮热，
胸部胀满，咽喉肿痛，小儿惊风，
上吐下泻，肘臂挛痛。

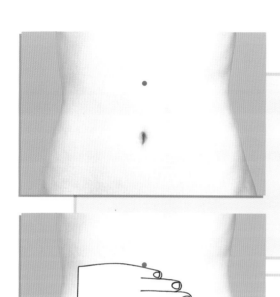

4．建里（RN11）

位置：在上腹部，前正中线上，当
　　　脐中上 3 寸。

归经：任脉

功效：和胃健脾，降逆利水。

适应证：胃脘疼痛，腹胀，呕吐，
食欲不振，少腹痛，水肿。

5．三焦俞（BL22）

位置：在腰部，当第 1 腰椎棘突下，
　　　旁开 1.5 寸。
　　　（平肚脐上 1 棘突）

归经：足太阳膀胱经

功效：调三焦，利水道。

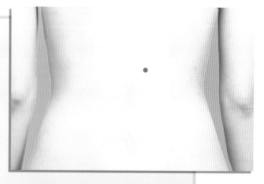

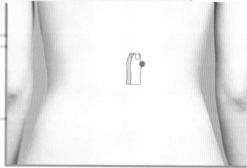

适应证：肠鸣，腹胀，呕吐，腹泻，
水肿，腰背强痛。

注：可多做一只"一寸拇指剪影尺"。

使用方法｜量表

配穴解读

寒型体格

热型体格

气虚体格

血虚体格

阴虚体格

阳虚体格

痰湿体格

血瘀体格

郁型体格

锻炼

Q&A

使用方法

量表

配穴解读

寒型体格

热型体格

气虚体格

血虚体格

阴虚体格

阳虚体格

痰湿体格

血瘀体格

郁型体格

锻炼

Q&A

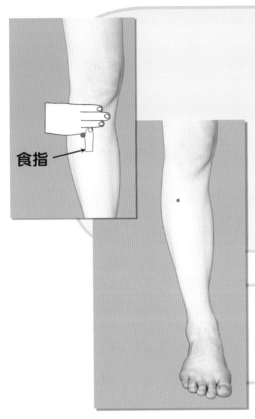

食指

6．足三里（ST36）

位置：在小腿前外侧，当犊鼻下3寸，距胫骨前缘一横指（食指）。

归经：足阳明胃经

功效：健脾和胃，扶正培元，通经活络，升降气机。

解说：本穴是治疗消化系统各种疾病的第一穴，又是全身强壮穴。

适应证：胃痛，呕吐，腹胀，腹泻，便秘，乳腺炎，肠炎，下肢痹痛，下肢水肿，癫狂，虚劳，消瘦。

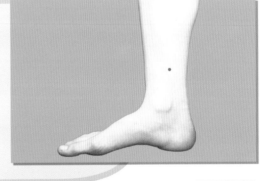

7．三阴交（SP6）

位置：在小腿内侧，当足内踝尖上3寸，胫骨内侧缘后方。

归经：足太阴脾经

功效：健脾化湿，肃降肺气。

解说：为治疗妇产科疾病第一要穴。

适应证：肠鸣腹胀，腹泻，月经不调，白带过多，不孕，生产停滞，下肢痿弱麻痹，脚气病(腿脚麻木、酸痛、软弱，或挛急、肿胀，或枯萎等为主要表现的疾病)。

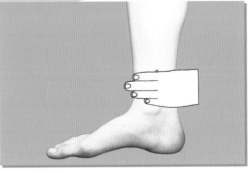

使用方法

量表

配穴解读

寒型体格

热型体格

气虚体格

血虚体格

阴虚体格

阳虚体格

痰湿体格

血瘀体格

郁型体格

锻炼

Q&A

8. 丰隆（ST40）

位置：在小腿前外侧，当外踝尖上 8 寸，
　　　条口外，距胫骨前缘二横指（中指）。
归经：足阳明胃经
功效：祛痰化痰，止咳平喘，宁心安神。
解说：此穴为治痰的特效穴。

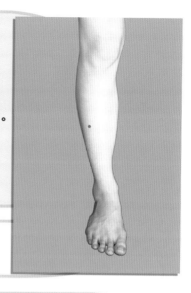

适应证：头痛，眩晕，痰多咳嗽，
呕吐，水肿，癫狂，下肢痿弱麻痹。

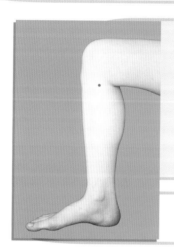

9. 阴陵泉（SP9）

位置：在小腿内侧，当胫骨内侧髁后
　　　下方凹陷处。
归经：足太阴脾经
功效：健脾除湿，益肾固精。

适应证：腹胀，腹泻，水肿，
黄疸，小便不利或失禁，膝痛。

腧穴保健

1. 双手热敷法
两手摩擦，产生热力，掌心热敷穴位，重复 9 次。

2. 刮痧疗法
根据病情选定部位，可用润滑油剂或药油在选定部位上涂抹，然后用四只手指轻拍至微红，再用骨梳背或刮痧板从轻到重来回刮动，至局部充血为止，不宜过分用力，防止表皮刮伤。部位多寡与刮的程度由施者掌握。

3. 艾灸法
使用艾条，将艾条的一端点燃，对准应灸的腧穴或患处，约距离皮肤 2～3 厘米处进行熏烤，并可将食指和中指，置于施灸部位两侧，这样可以透过手指来测知局部受热程度，以便随时调节施灸时间和距离，使局部有温热感而无灼痛为宜。一般每个穴位灸 10～15 分钟，至皮肤红晕为度，注意艾条的灰烬，防止烫伤。由于艾条易燃，用剩的艾条需要严格把火烬熄灭，保存时应注意防火、防潮。

使用方法
量表
配穴解读
寒型体格
热型体格
气虚体格
血虚体格
阴虚体格
阳虚体格
痰湿体格
血瘀体格
郁型体格
锻炼
Q&A

耳穴篇

耳穴定位方法

　　人体发生疾病时，常会在耳廓的相应部位出现"阳性反应"点，如压痛、变形、变色、结节、凹陷、脱屑和静脉曲张等，这些反应点就是耳穴防治疾病的刺激点。简单来说，只要根据自身体格分型，参考常用耳穴示意图，观察"阳性反应"点，就是最准确的耳穴定位方法。

按压耳穴方法

　　根据体格分型的保健耳穴，参考常用耳穴示意图，在耳廓的相应部位，利用手指（指甲）揉按或小棒（棉花棒）触压。

具体操作：先洗净手，用拇、食指腹（指甲）相对，揉按耳廓和耳穴。或面对镜子，用钝头小棒（棉花棒）触压耳穴。当压到敏感点时，挑选压痛最明显的一点为耳穴按压保健点，如反复探查找不到痛点，可按耳穴示意图穴位进行。揉按触压时一压一松，按压时呼气，放松时吸气，节律均匀，用力要由轻至重，强度适中，不可用暴力按压，每日 1~3 次，每穴揉压 10~30 次，双耳交替进行。

注意：耳廓有湿疹及耳部皮肤有破溃者不宜应用。

1. 痰阻心脉型

主要表现：胸部憋闷，心胸作痛，痛引肩背，时发时止，心中悸动，害怕不安，形体肥胖，喉中多痰，身体笨重和乏力，面色晦暗。

耳穴：心、肺、脾、胸、皮质下

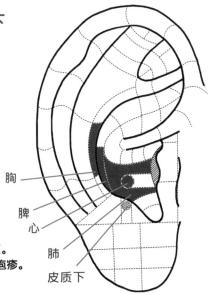

心
[定位] 在耳甲腔正中凹陷处，即耳甲 15 区。
[主治举例] 心悸、声嘶、癔症、无脉症。

肺
[定位] 在心区和气管区周围处，即耳甲 14 区。
[主治举例] 皮肤病、咳喘、单纯性肥胖。

脾
[定位] 在耳甲腔的后上部，即耳甲 13 区。
[主治举例] 眩晕、纳呆、腹泻。

胸
[定位] 在对耳轮体前部中 2/5 处，即对耳轮 10 区。
[主治举例] 产后缺乳、经前紧张症、胸胁部带状疱疹。

皮质下
[定位] 在对耳屏内侧面，即对耳屏 4 区。
[主治举例] 间日疟、急性附睾炎、月经不调。

（图注）胸　脾　心　肺　皮质下

2. 脾虚痰湿型

主要表现：倦怠乏力，语音低微，少气懒言，头晕头重，胃口欠佳，消化和吸收能力差，恶心欲呕，痰多易咳，质稀或稠，胸腹部胀闷，大便稀烂，口干不欲饮。

耳穴：脾、肺、胃、耳背脾、皮质下

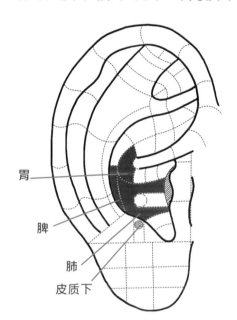

胃
脾
肺
皮质下

脾
[定位] 在耳甲腔的后上部，即耳甲 13 区。
[主治举例] 眩晕、纳呆、腹泻。

肺
[定位] 在心区和气管区周围处，即耳甲 14 区。
[主治举例] 皮肤病、咳喘、单纯性肥胖。

胃
[定位] 在耳轮脚消失处，即耳甲 4 区。
[主治举例] 消化不良、牙痛、胃痛、失眠。

耳背脾
[定位] 在耳背中央部，即耳背 3 区。
[主治举例] 胃痛、纳呆、腹胀、腹泻。

皮质下
[定位] 在对耳屏内侧面，即对耳屏 4 区。
[主治举例] 间日疟、急性附睾炎、月经不调。

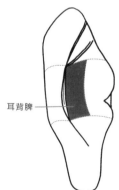

耳背脾

温馨提示：

凡孕妇、儿童、年老体弱、过度疲劳、皮肤缺损或严重贫血者，进行按压穴位保健前应咨询中医师的专业意见。

医嘱指示

宜

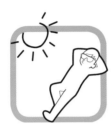 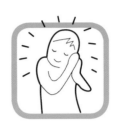

1. 宜常晒太阳，促进身体气血循环，祛湿气，并根据自身情况，选择适当的体育运动，以调动激发机体的阳气，疏导气机，化痰祛湿。
2. 宜保持情绪乐观，心情愉快。

忌

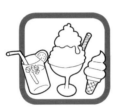 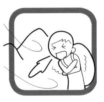

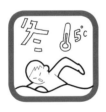 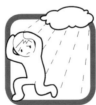 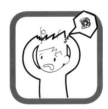

1. 忌甜食、生冷食物、冻饮和辛辣煎炸肥腻浓味的食物。
2. 忌寒湿，应多穿衣服，避免身体受寒气和湿气侵袭，以免加重体内湿气的形成。
3. 忌经常游泳，避免受寒气和湿气刺激。
4. 忌雨雪天气外出。遇大雾天气，应注意戴口罩，防止寒湿之气经口鼻入侵，春夏季忌露宿或卧地。
5. 忌精神刺激和忧愁思虑；避免气机运行不畅，以致输导体液的通道失调，形成痰湿。

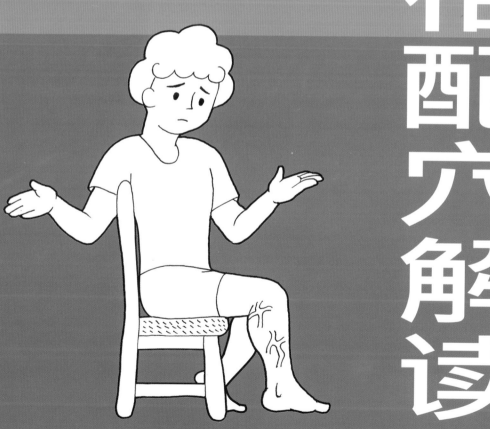

血瘀体格配穴解读

用 量 配 寒 热 气 血 阴 阳 痰 血 郁 锻 Q
方 表 穴 型 型 虚 虚 虚 虚 湿 瘀 型 炼 &
法 解 体 体 体 体 体 体 体 体 体 A
读 格 格 格 格 格 格 格 格 格

血瘀体格特点

　　很多人对中医学的"血瘀"存在误解，总把西医的"严重外伤"、"血管闭阻"、"内出血"等危重疾病归入血瘀范畴。中医学认为凡离开经脉的血液不能及时排出和消散而停留于体内，或血液运行不畅，瘀积于经脉或脏腑组织器官之内均为血瘀。因此，血瘀的成因和形态表现广泛，既可是病又可以是症状，可为有形之物又可以是无形之态。简单来说，血瘀概括了现代医学的血液循环障碍等范畴，严重的可诱发体内的衍生物（如肿瘤和息肉）等。

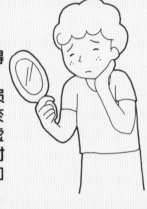

　　内伤和外伤等因素均可导致血瘀体格，内伤血瘀的形成可见寒凝（寒气侵袭机体，血液凝滞导致运行不畅）、气滞（气滞阻碍血液的运行）和气虚（气虚不能运行血液、血液生成不足）等，而外伤血瘀多见跌打损伤，致筋骨经络受损。一般而言，内伤血瘀与过度进食生冷食物、劳损过度、年老体虚和情绪过极等因素有关，而形成和康复的时间相对较长；外伤因素导致的血瘀，形成和康复的时间则相对较短。

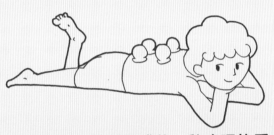

　　血瘀体格可对身体各脏腑造成不同程度的影响，因此可根据受病的部位细分为多个分型体格，例如长期慢性的肺部疾病，或先天肺气不足，或跌打外伤，导致血液循环减弱，阻碍肺部经脉运行，此类情况视为瘀阻肺络型，其他分型还包括心血瘀阻型和肝血瘀滞型。

　　血瘀是后天所形成的一种病理体质，多因五脏功能不调，导致气血运行失常，经络运行不畅所致，并多以痛为主要症状。中医养生学认为"行气活血"和"通经止痛"是血瘀体格的保健原则，而引致血瘀与肺、脾、心、肝密切相关，故在经络保健调治上可取心经、脾经、肝经、肺经之经穴。保健方法可以双手摩擦、拨罐、艾条熏灸和刮痧疗法，同时配合运动锻炼如舞蹈、太极拳、八段锦、动桩功、长寿功、内养操等均有益于心脏血脉的运行，以增强全身各脏腑的活动机能，有助气血运行达致活血通络之效。

使用方法｜量表

配穴解读

寒型体格｜热型体格｜气虚体格｜血虚体格｜阴虚体格｜阳虚体格｜痰湿体格

血瘀体格

郁型体格｜锻炼

Q&A

腧穴篇

定位方法

- 1 寸 — 即是将拇指伸直，横置于所取部位上，可使用拇指剪影尺。
- 2 寸 — 即是等同于食、中、无名指相并拢，以中指中节横纹处为准，可使用三横指剪影尺。
- 3 寸 — 即是等同于食、中、无名及小指相并拢，以中指中节横纹处为准，可使用四横指剪影尺。

为方便准确取穴，建议使用手指同身寸剪影尺取穴

按压方法

方法 1：利用拇指端或指腹按压以下穴位，可顺时针方向转动，用力要由重至轻，不可用暴力按压，按压时吸气，放松时呼气，按压时间为 3 至 5 分钟，可重复多次操作。

方法 2：利用拇指或食指指甲按压以下穴位，用力要持续均匀，不可用暴力按压，按压时间为 1 分钟，可重复多次操作。

方法 3：利用拇指端点压穴位，用力要分三段由重至轻，不可暴力点压，点压时吸气，放松时呼气，点压时间为 3 至 5 分钟，点压穴位后可用手掌轻拍打 1 分钟，以加强经气运行通畅。

温馨提示：建议每次可选择按压三至五个穴位。

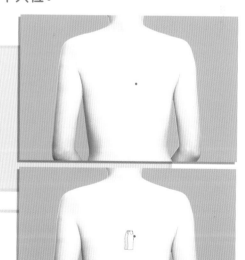

1. 膈俞（BL17）

位置：在背部，当第 7 胸椎棘突下，旁开 1.5 寸。(平肩胛骨下缘)
归经：足太阳膀胱经
功效：宽胸理气，和血止血。

适应证：呕吐，打嗝，气喘，咳嗽，吐血，潮热，盗汗。

注：可多做一只"一寸拇指剪影尺"。

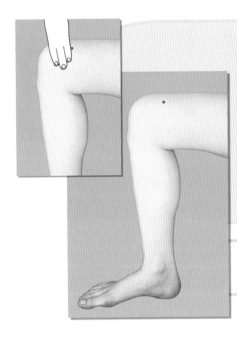

2. 血海（SP10）

位置：屈膝，在大腿内侧，髌底内侧端
上 2 寸，当股四头肌内侧头的
隆起处。

归经：足太阴脾经

功效：调经统血，健脾化湿。

解说：此穴为妇人调经之要穴。

适应证：月经不调，崩漏，
经闭，湿疹。

3. 内关（PC6）

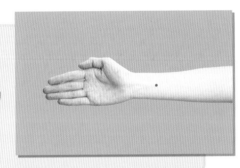

位置：在前臂掌侧，当曲泽与大陵的
连线上，腕横纹上 2 寸，掌
长肌腱与桡侧腕屈肌腱之间。

归经：手厥阴心包经

功效：宁心安神，疏肝和胃，止痛。

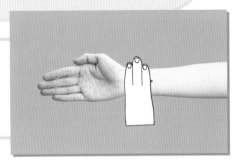

适应证：心痛，心悸，胸痛，胃脘
痛，呕吐，打嗝，失眠，癫狂，癫
痫，郁证，中风偏瘫，偏头痛，热
病，产后血晕，肘臂疼痛。

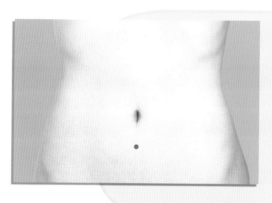

4．气海（RN6）

位置：在下腹部，前正中线上，当脐中下 1.5 寸。

归经：任脉

功效：补气益肾，涩精固本。

解说：本穴有强壮作用，调整全身虚弱状态，增加免疫及促进防卫功能。前人有 "气海一穴暖全身" 之誉称。

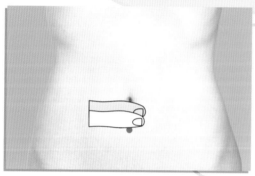

适应证：绕脐腹痛，脘腹胀满，便秘，腹泻，遗尿，遗精，阳痿，月经不调，痛经，经闭，崩漏 (妇女不在行经期间，阴道突然大量下血，或淋漓下血不断为主要表现的月经病)，白带过多，子宫脱垂，产后恶露不止。

注：可多做一只 "一寸拇指剪影尺"。

5．足三里（ST36）

位置：在小腿前外侧，当犊鼻下3 寸，距胫骨前缘一横指（食指）。

归经：足阳明胃经

功效：健脾和胃，扶正培元，通经活络，升降气机。

解说：本穴是治疗消化系统各种疾病的第一穴，又是全身强壮穴。

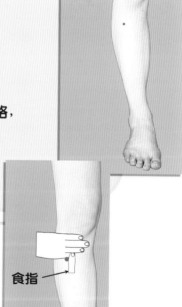

食指

适应证：胃痛，呕吐，腹胀，腹泻，便秘，乳腺炎，肠炎，下肢痹痛，下肢水肿，癫狂，虚劳，消瘦。

使用方法｜量表｜**配穴解读**｜寒型体格｜热型体格｜气虚体格｜血虚体格｜阴虚体格｜阳虚体格｜痰湿体格｜**血瘀体格**｜郁型体格｜锻炼｜Q&A

使用方法
量表
配穴解读
寒型体格
热型体格
气虚体格
血虚体格
阴虚体格
阳虚体格
痰湿体格
血瘀体格
郁型体格
锻炼
Q&A

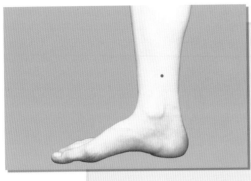

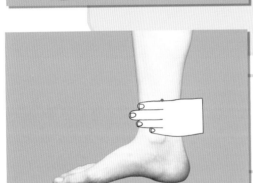

6. 三阴交（SP6）

位置：在小腿内侧，当足内踝尖上 3 寸，胫骨内侧缘后方。

归经：足太阴脾经

功效：滋补肝肾，补养精血，调经止带。

解说：为治疗妇产科疾病第一要穴。

适应证：肠鸣腹胀，月经不调，白带过多，子宫脱垂，不孕，遗精，阳痿，遗尿，疝气，失眠，下肢痿弱麻痹。

7. 委中（BL40）

位置：在腘横纹中点，当股二头肌腱与半腱肌肌腱的中间。

归经：足太阳膀胱经

功效：理血泻热，舒筋通络。

适应证：腰痛，下肢痿弱麻痹，腹痛，上吐下泻，小便不利，遗尿。

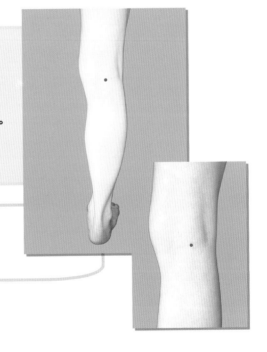

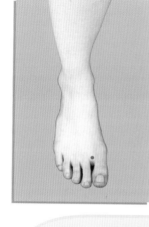

8. 行间 (LR2)

位置： 在足背侧，当第1、2趾间，趾蹼缘的后方赤白肉际处。

归经： 足厥阴肝经

功效： 平肝熄风，宁心安神。

适应证： 月经过多，闭经，遗尿，疝气，胸胁胀痛，打嗝，咳嗽，腹泻。

9. 合谷 (LI4)

位置： 在手背，第1、2掌骨间，当第二掌骨桡侧的中点处。

归经： 手阳明大肠经

功效： 清热解表，明目聪耳，通络镇痛。

适应证： 头痛，目赤肿痛，齿痛，咽喉肿痛，多汗，腹痛，经闭。

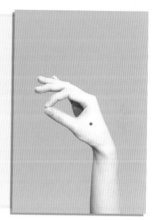

腧穴保健

1. 双手热敷法

两手摩擦，产生热力，掌心热敷穴位，重复9次。

2. 拔罐疗法

可使用现代真空拔罐工具，借助抽空方法排走其中空气，造成负压，使之吸附于腧穴或应拔部位的身体表面产生刺激，使局部皮肤充血、瘀黑，以达到防治疾病的目的。拔罐后将罐留于原位10~15分钟，然后将罐起出，一般疾病均可适用，而且单罐、多罐皆可。

3. 刮痧疗法

根据病情选定部位，可用润滑油剂或药油在选定部位上涂抹，然后用四只手指轻拍至微红，再用骨梳背或刮痧板从轻到重来回刮动，至局部充血为止，不宜过分用力，防止表皮刮伤。刮的范围和穴位与刮的程度由施者掌握。

4. 艾灸法

使用艾条，将艾条的一端点燃，对准应灸的腧穴或患处，约距离皮肤2~3厘米处进行熏烤，并可将食指和中指，置于施灸部位两侧，这样可以透过手指来测知局部受热程度，以便随时调节施灸时间和距离，使局部有温热感而无灼痛为宜。一般每穴灸10~15分钟，至皮肤红晕为止，注意艾条的灰烬，防止烫伤。由于艾条易燃，用剩的艾条需要严格把火烬熄灭，保存时应注意防火、防潮。

左侧竖排导航：
使用方法 | 量表 | 配穴解读 | 寒型体格 | 热型体格 | 气虚体格 | 血虚体格 | 阴虚体格 | 阳虚体格 | 痰湿体格 | **血瘀体格** | 郁型体格 | 锻炼 | Q&A

耳穴篇

耳穴定位方法

　　人体发生疾病时，常会在耳廓的相应部位出现"阳性反应"点，如压痛、变形、变色、结节、凹陷、脱屑和静脉曲张等，这些反应点就是耳穴防治疾病的刺激点。简单来说，只要根据自身体格分型，参考常用耳穴示意图，观察"阳性反应"点，就是最准确的耳穴定位方法。

按压耳穴方法

　　根据体格分型的保健耳穴，参考常用耳穴示意图，在耳廓的相应部位，利用手指（指甲）揉按或小棒（棉花棒）触压。

具体操作：先洗净手，用拇、食指腹（指甲）相对，揉按耳廓和耳穴。或面对镜子，用钝头小棒（棉花棒）触压耳穴。当压到敏感点时，挑选压痛最明显的一点为耳穴按压保健点，如反复探查找不到痛点，可按耳穴示意图穴位进行。揉按触压时一压一松，按压时呼气，放松时吸气，节律均匀，用力要由轻至重，强度适中，不可用暴力按压，每日 1~3 次，每穴揉压 10~30 次，双耳交替进行。

注意：耳廓有湿疹及耳部皮肤有破溃者不宜应用。

1. 瘀阻肺络型

主要表现：胸部刺痛，咳嗽，咳血(血色暗红或成块)。

耳穴：肺、胸、角窝中、气管、交感

肺
[定位] 在心区和气管区周围处，即耳甲 14 区。
[主治举例] 皮肤病、咳喘、单纯性肥胖。

胸
[定位] 在对耳轮体前部中 2/5 处，即对耳轮 10 区。
[主治举例] 产后缺乳、经前紧张症、胸胁部带状疱疹。

角窝中
[定位] 在三角窝中 1/3 处，即三角窝 3 区。
[主治举例] 喘息、便秘。

气管
[定位] 在心区和外耳门之间，即耳甲 16 区。
[主治举例] 面瘫、咳喘。

交感
[定位] 在对耳轮下脚前端与耳轮内缘相交处，
　　　　即对耳轮 6 区与耳轮内侧缘相交处。
[主治举例] 胃痛、会阴部疼痛不适、胃肠痉挛。

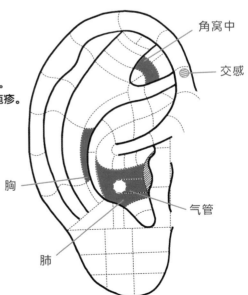

2. 肝血瘀滞型

主要表现：面色青黑，胁肋固定刺痛，拒按，或胁下有包块等。

耳穴： 肝、耳背肝、胸、交感、皮质下

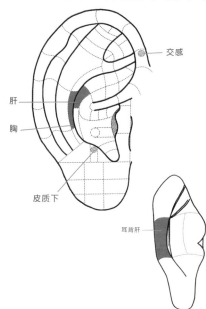

肝
[定位] 在耳甲艇的后下部，即耳甲 12 区。
[主治举例] 高血压、青光眼、经前综合症、更年期综合症。

耳背肝
[定位] 在耳背中部近耳轮侧，即耳背 4 区。
[主治举例] 胆囊炎、胆石症、失眠。

胸
[定位] 在对耳轮体前部中 2/5 处，即对耳轮 10 区。
[主治举例] 产后缺乳、经前紧张症、胸胁部带状疱疹。

交感
[定位] 在对耳轮下脚前端与耳轮内缘相交处，即对耳轮 6 区与耳轮内侧缘相交处。
[主治举例] 胃痛、会阴部疼痛不适、胃肠痉挛。

皮质下
[定位] 在对耳屏内侧面，即对耳屏 4 区。
[主治举例] 间日疟、急性附睾炎、月经不调。

3. 心血瘀阻型

主要表现：胸闷心悸，胸口刺痛，疼痛贯彻肩膀、肩胛骨部位和手臂，重则不可忍，时作时止，唇舌紫黯，舌边有瘀斑。

耳穴： 心、肝、胸、交感、皮质下

心
[定位] 在耳甲腔正中凹陷处，即耳甲 15 区。
[主治举例] 心悸、声嘶、癔症、无脉症。

肝
[定位] 在耳甲艇的后下部，即耳甲 12 区。
[主治举例] 高血压、青光眼、经前综合症、更年期综合症。

胸
[定位] 在对耳轮体前部中 2/5 处，即对耳轮 10 区。
[主治举例] 产后缺乳、经前紧张症、胸胁部带状疱疹。

交感
[定位] 在对耳轮下脚前端与耳轮内缘相交处，即对耳轮 6 区与耳轮内侧缘相交处。
[主治举例] 胃痛、会阴部疼痛不适、胃肠痉挛。

皮质下
[定位] 在对耳屏内侧面，即对耳屏 4 区。
[主治举例] 间日疟、急性附睾炎、月经不调。

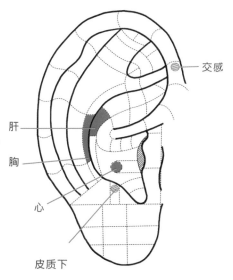

温馨提示：

凡孕妇、儿童、年老体弱、过度疲劳、皮肤缺损或严重贫血者，进行按压穴位保健前应咨询中医师的专业意见。

使用方法｜量表

配穴解读

寒型体格｜热型体格｜气虚体格｜血虚体格｜阴虚体格｜阳虚体格｜痰湿体格

血瘀体格

郁型体格｜锻炼｜Q&A

医嘱指示

配穴解读
寒型体格
热型体格
气虚体格
血虚体格
阴虚体格
阳虚体格
痰湿体格
血瘀体格
郁型体格
锻炼
Q&A
使用方法
量表

宜

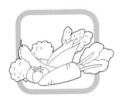
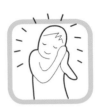

1. 宜清淡饮食，少吃盐和味精，避免血液黏度增高，加重血瘀的程度。
2. 宜多进行户外活动，借助太阳之阳气，促进身体气血循环，并根据自身情况，选择适当的体育运动，通过锻炼身体，使气血运行加快，增强体质，减少血瘀。
3. 保持情绪乐观。

忌

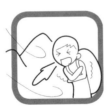
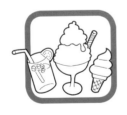
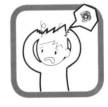

1. 忌生冷冻饮，避免寒凝血瘀。
2. 忌受凉，应多穿衣服，避免身体受寒邪侵袭，或加重体内寒气。因为血遇寒则凝，得热则行，故宜保温，使气血运行畅通，减少血瘀形成。
3. 忌精神刺激和忧愁思虑，避免经络运行不通畅，引致血瘀。

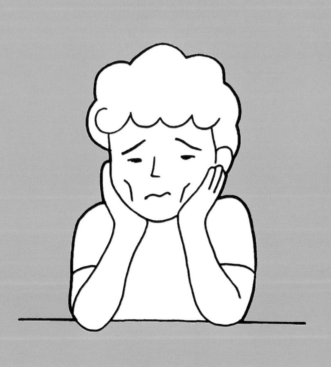

郁型体格配穴解读

使用方法
量表

配穴解读
寒型体格
热型体格
气虚体格
血虚体格
阴虚体格
阳虚体格
痰湿体格
血瘀体格
郁型体格
锻炼
Q&A

郁型体格特点

　　现代人生活紧张，工作繁忙，精神压力大，作息时间紊乱，情绪经常处于过度紧张状态。近几十年来患情绪疾病的人数不断增加，已成为一种常见的都市病，现代临床研究更表明情绪病与先天遗传因素有关。

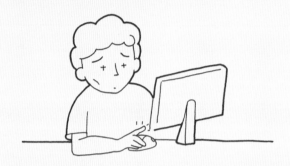

　　中医学的「郁」泛指一切与精神情绪有关的表现，常见心情抑郁，情绪易波动，思维迟缓，兴趣减低，忧郁多疑，性情急躁易怒等。「郁」的成因与情志和体质因素有关，也跟先天和后天因素相互影响。长期的情志刺激，可导致一系列内脏功能失调，在这恶性循环影响下，病情容易恶化。另外，先天气血不足或当劳逸过度，体质出现下降的时候（特别是更年期妇女），气血亏虚，不能滋养脏腑，体内阴阳失衡，也可导致七情过极，形成「郁」型体格。因此，情志可影响体质的强弱，体质亦可影响情绪的变化。故在调理脏腑气血的同时，还需配合情志方面的辅导。

使用方法　量表

配穴解读

寒型体格　热型体格　气虚体格　血虚体格　阴虚体格　阳虚体格　痰湿体格　血瘀体格

锻炼

Q&A

郁型体格可对身体各脏腑造成不同部位的影响，因此根据这些受影响的部位可再细分为郁型体格的多个分型，例如长期的心情抑郁，烦燥易怒，或疲劳过度，或慢性疾病伤及肝脏阴液（泛指体内的血液、体液和汗液等），引致肝脏功能失调，出现循环障碍的表现，此类情况视为肝气郁结型。其他分型还包括气郁化火型、痰气郁结型和心脾两虚型。

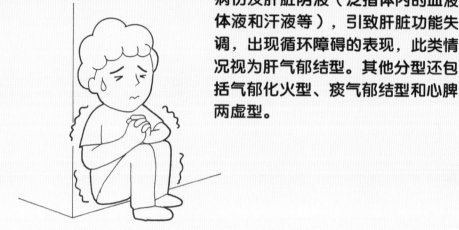

中医养生学认为"疏肝解郁"、"养心安神"是郁型体格的保健原则。中医学认为心主神，肝主疏泄，胆主决断；郁证的出现与心、肝、胆功能失衡有密切关联，故在调治方面多取心经、肝经和胆经的穴位。保健方法注重配合生活，以减少情志刺激，有助安神的效果。

腧穴篇

定位方法

- 1 寸 — 即是将拇指伸直，横置于所取部位上，可使用拇指剪影尺。
- 2 寸 — 即是等同于食、中、无名指相并拢，以中指中节横纹处为准，可使用三横指剪影尺。
- 3 寸 — 即是等同于食、中、无名及小指相并拢，以中指中节横纹处为准，可使用四横指剪影尺。

为方便准确取穴，建议使用手指同身寸剪影尺取穴

按压方法

方法 1：利用拇指端或指腹按压以下的穴位，可顺时针方向转动，用力要由重至轻，不可用暴力按压，按压时吸气，放松时呼气，按压时间为 3 至 5 分钟，可重复多次操作。（心情烦躁易怒时配合使用）

方法 2：利用拇指或食指指甲按压以下的穴位，用力要持续均匀，不可用暴力按压，按压时间为 1 分钟，可重复多次操作。（心情烦躁易怒时配合使用）

方法 3：利用拇指端或指腹按压穴位，可顺时针方向转动，用力要分三段由轻至重，不可用暴力按压，按压时呼气，放松时吸气，按压时间为 3 至 5 分钟，可重复多次操作。（适用于日常调理保健）

方法 4：利用拇指端点压穴位，用力要分三段由轻至重，不可暴力点压，点压时呼气，点压时间为 3 至 5 分钟，点压穴位后可用手掌轻拍打 1 分钟，以加强经气运行通畅。

温馨提示：建议每次可选择按压三至五个穴位。

1. 缺盆 (ST12)

位置：在锁骨上窝中央，距前正中线 4 寸。

归经：足阳明胃经

功效：宣散外邪，止咳定喘。

适应证：咳嗽，气喘，咽喉肿痛。

左侧栏：使用方法｜量表｜配穴解读｜寒型体格｜热型体格｜气虚体格｜血虚体格｜阴虚体格｜阳虚体格｜痰湿体格｜血瘀体格｜郁型体格｜锻炼｜Q&A

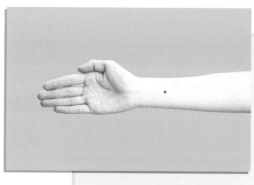

2. 内关（PC6）

位置： 在前臂掌侧，当曲泽与大陵的连线上，腕横纹上2寸，掌长肌腱与桡侧腕屈肌腱之间。

归经： 手厥阴心包经

功效： 宁心安神，疏肝和胃，止痛。

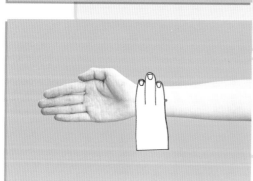

适应证： 心痛，心悸，胸痛，胃痛，呕吐，打嗝，失眠，癫狂，癫痫，郁证，眩晕，偏头痛，热病，产后血晕。

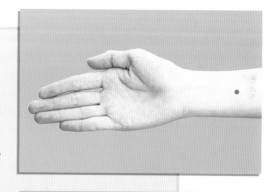

3. 间使（PC5）

位置： 在前臂掌侧，当曲泽与大陵的连线上，腕横纹上3寸，掌长肌腱与桡侧腕屈肌腱之间。

归经： 手厥阴心包经

功效： 宽胸解郁，宁心，和胃祛痰。

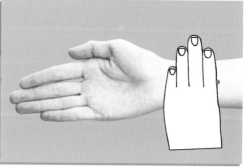

适应证： 心痛，心悸，胃痛，呕吐，热病，烦躁，癫狂，癫痫，肘臂疼痛。

使用方法｜量表

配穴解读

寒型体格｜热型体格｜气虚体格｜血虚体格｜阴虚体格｜阳虚体格｜痰湿体格｜血瘀体格

郁型体格

锻炼｜Q&A

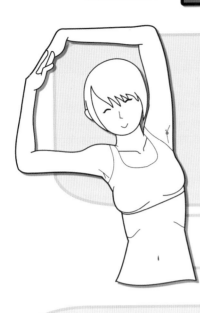

4．极泉（HT1）

位置： 在腋窝顶点，腋动脉搏动处。

归经： 手少阴心经

功效： 舒筋活络，宽胸理气。

解说： 《针灸大成》曰：极泉有治疗悲愁不乐。

适应证： 心痛，咽干烦渴，胁肋疼痛，肩臂疼痛。

5．膻中（RNI7）

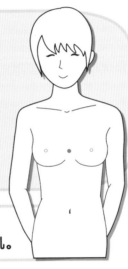

位置： 在胸部，当前正中线上，平第 4 肋间，两乳头连线的中点。

归经： 任脉

功效： 理气止痛，生津增液。

适应证： 咳嗽，气喘，心胸部憋闷疼痛，心悸，心烦，产后缺乳。

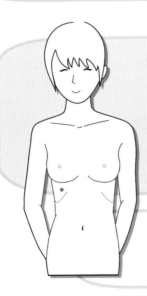

6．期门（LR14）

位置： 在胸部，当乳头直下，第 6 肋间隙，前正中线旁开 4 寸。

归经： 足厥阴肝经

功效： 疏肝健脾，和胃降逆。

适应证： 胸胁胀满疼痛，打嗝，胃酸过多，腹胀，饥不欲食，胸中发热，咳喘。

7. 肝俞（BL18）

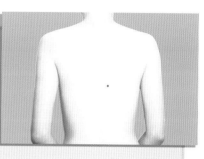
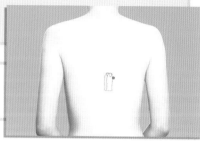

位置： 在背部，当第9胸椎棘突下，旁开 1.5 寸。

归经： 足太阳膀胱经

功效： 疏肝、利胆、安神、明目、和血。

适应证： 黄疸，胁肋疼痛，目赤，目眩，夜盲，癫痫，脊背痛。

注：可多做一只"一寸拇指剪影尺"。

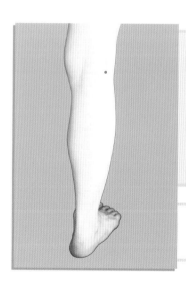

8. 委阳（BL39）

位置： 在腘横纹外侧端，当股二头肌腱的内侧。

归经： 足太阳膀胱经

功效： 调理气机，通利三焦。

适应证： 腹满，小便不利，腰脊强痛，腿痛。

9. 公孙 （SP4）

位置：在足内侧缘，当第 1 跖骨基底的前下方。

归经：足太阴脾经

功效：健脾化湿，和胃理中。

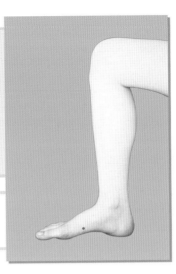

适应证：胃痛，呕吐，腹痛，腹泻，痢疾。

10. 太冲 （LR3）

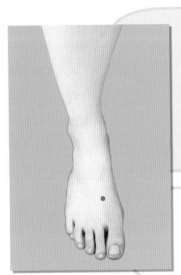

位置：在足背侧，当第 1 跖骨间隙的后方凹陷处。

归经：足厥阴肝经

功效：平肝熄风，健脾化湿。

适应证：头痛，眩晕，疝气，月经不调，小儿惊风，癫狂，癫痫，胁痛，腹胀，黄疸，呕逆，咽干痛，目赤肿痛，膝股内侧痛，下肢痿弱麻痹。

腧穴保健

1. 双手热敷法
两手摩擦，产生热力，掌心热敷穴位，重复 9 次。

2. 三花热敷法
用玫瑰花、合欢花、素馨花各 20 克煮水 20 分钟，用毛巾热敷和洗擦以上穴位，直至药液变冷为止。

耳穴篇

耳穴定位方法

　　人体发生疾病时，常会在耳廓的相应部位出现"阳性反应"点，如压痛、变形、变色、结节、凹陷、脱屑和静脉曲张等，这些反应点就是耳穴防治疾病的刺激点。简单来说，只要根据自身体格分型，参考常用耳穴示意图，观察"阳性反应"点，就是最准确的耳穴定位方法。

按压耳穴方法

　　根据体格分型的保健耳穴，参考常用耳穴示意图，在耳廓的相应部位，利用手指（指甲）揉按或小棒（棉花棒）触压。

具体操作：先洗净手，用拇、食指腹（指甲）相对，揉按耳廓和耳穴。或面对镜子，用钝头小棒（棉花棒）触压耳穴。当压到敏感点时，挑选压痛最明显的一点为耳穴按压保健点，如反复探查找不到痛点，可按耳穴示意图穴位进行。揉按触压时一压一松，按压时呼气，放松时吸气，节律均匀，用力要由轻至重，强度适中，不可用暴力按压，每日1～3次，每穴揉压 10～30 次，双耳交替进行。

注意：耳廓有湿疹及耳部皮肤有破溃者不宜应用。

1. 肝气郁结型

主要表现：精神抑郁，胸胁胀闷或刺痛，喜叹气，或感呼吸不畅顺，或乳房、少腹胀痛，大便失调，月经不调。

耳穴：肝、胰胆、三焦、耳中、额

肝
[定位] 在耳甲艇的后下部，即耳甲 12 区。
[主治举例] 高血压、青光眼、经前综合症、
　　　　　 更年期综合症。

胰胆
[定位] 在耳甲艇的后上部，即耳甲 11 区。
[主治举例] 胁痛、胸胁部带状疱疹、胆囊
　　　　　 炎、胆石症、耳鸣。

三焦
[定位] 在外耳门外下，肺与内分泌区之间，
　　　　即耳甲 17 区。
[主治举例] 上肢手少阳三焦经部位疼痛、单
　　　　　 纯性肥胖、便秘。

耳中
[定位] 在耳轮脚处，即轮 1 区。
[主治举例] 呃逆、胃痛、小儿遗尿。

额
[定位] 在对耳屏外侧面的前部，即对耳屏 1 区。
[主治举例] 头昏、头疼、失眠、多梦。

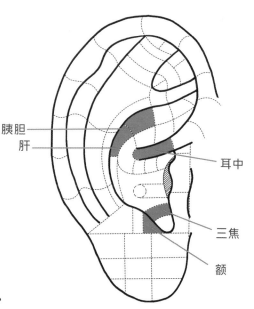

使用方法 量表 配穴解读 寒型体格 热型体格 气虚体格 血虚体格 阴虚体格 阳虚体格 痰湿体格 血瘀体格 郁型体格 锻炼 Q&A

2. 气郁化火型

主要表现：性情急躁易怒，胸胁胀痛，口苦口干，头痛，目赤，耳鸣，或见胃酸倒流，大便秘结等。

耳穴：肝、胸、额、神门、枕

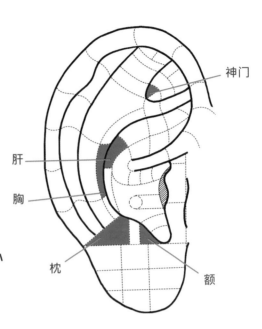

肝
[定位] 在耳甲艇的后下部，即耳甲 12 区。
[主治举例] 高血压、青光眼、经前综合症、更年期综合症。

胸
[定位] 在对耳轮体前部中 2/5 处，即对耳轮 10 区。
[主治举例] 产后缺乳、经前紧张症、胸胁部部带状疱疹。

额
[定位] 在对耳屏外侧面的前部，即对耳屏 1 区。
[主治举例] 头昏、头疼、失眠、多梦。

神门
[定位] 在三角窝后 1/3 的上部，即三角窝 4 区。
[主治举例] 麦粒肿、妊娠呕吐、急性腰扭伤、小儿高热惊厥、戒断综合症。

枕
[定位] 在对耳屏外侧面的后部，即对耳屏 3 区。
[主治举例] 晕动症、头疼。

3. 痰气郁结型

主要表现：精神抑郁，咽中有异物感，咽之不下，咳之不出，胸部闷塞，胁肋胀痛，或见咳嗽有痰，或吐痰而不咳嗽。

耳穴：脾、肺、咽喉、皮质下、神门

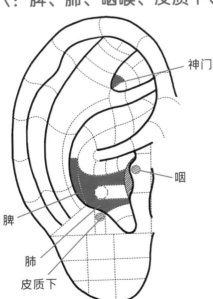

脾
[定位] 在耳甲腔的后上部，即耳甲 13 区。
[主治举例] 眩晕、纳呆、腹泻。

肺
[定位] 在心区和气管区周围处，即耳甲 14 区。
[主治举例] 皮肤病、咳喘、单纯性肥胖。

咽喉
[定位] 在耳屏内侧面上 1/2 处，即耳屏 3 区。
[主治举例] 急性咽炎、扁桃体炎、癔症。

皮质下
[定位] 在对耳屏内侧面，即对耳屏 4 区。
[主治举例] 间日疟、急性附睾炎、月经不调。

神门
[定位] 在三角窝后 1/3 的上部，即三角窝 4 区。
[主治举例] 麦粒肿、妊娠呕吐、急性腰扭伤、小儿高热惊厥、戒断综合症。

4. 心脾两虚型

主要表现：多思善疑，胃纳欠佳，神疲乏力，头晕健忘，心悸失眠，夜寐多梦，或心悸胆怯，或面色无华，少气懒言，自汗，或食后腹胀。

耳穴：心、脾、额、神门、交感

心
[定位] 在耳甲腔正中凹陷处，即耳甲 15 区。
[主治举例] 心悸、声嘶、癔症、无脉症。

脾
[定位] 在耳甲腔的后上部，即耳甲 13 区。
[主治举例] 眩晕、纳呆、腹泻。

额
[定位] 在对耳屏外侧面的前部，即对耳屏 1 区。
[主治举例] 头昏、头疼、失眠、多梦。

神门
[定位] 在三角窝后 1/3 的上部，即三角窝 4 区。
[主治举例] 麦粒肿、妊娠呕吐、急性腰扭伤、小儿高热惊厥、戒断综合症。

交感
[定位] 在对耳轮下脚前端与耳轮内缘相交处，即对耳轮 6 区与耳轮内侧缘相交处。
［主治举例］ 胃痛、会阴部疼痛不适、胃肠痉挛。

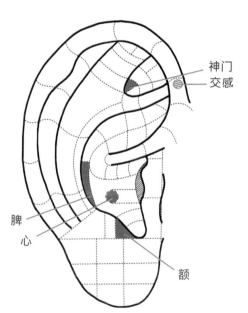

温馨提示：
凡孕妇、儿童、年老体弱、过度疲劳、皮肤缺损或严重贫血者，进行按压穴位保健前应咨询中医师的专业意见。

使用方法
量表
配穴解读
寒型体格
热型体格
气虚体格
血虚体格
阴虚体格
阳虚体格
痰湿体格
血瘀体格
郁型体格
锻炼
Q&A

医嘱指示

宜

 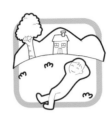 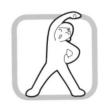 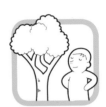

1. 当烦闷不安，情绪不佳时，可以听一听音乐，享受大自然声音，观赏风景，欣赏戏剧，既可以放松心情，又可缓解症状。
2. 居住环境宜选择气候温和及安静的地方。
3. 应根据自身情况，选择适当的体育运动。可在清晨或下午多做一些较慢的养身运动，如太极拳、八段锦、缓步跑、游泳或散步，既可改善体质，又可促进身体气血循环，使阴阳平衡。
4. 宜多外出郊游、漫步草地，除可呼吸新鲜空气，活动筋骨，增强体质外，还可舒解心情。

忌

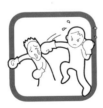 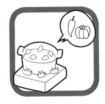 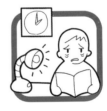

1. 郁型体格的人性情急躁，经常心烦易怒，应尽量保持心境平和开朗，少与人争吵，减少发怒，避免经常参加竞技性较强的文娱体育活动。
2. 忌进食辛辣、燥热、煎炸等食物和刺激性饮料。
3. 忌通宵或长时间工作，防止过度疲劳。

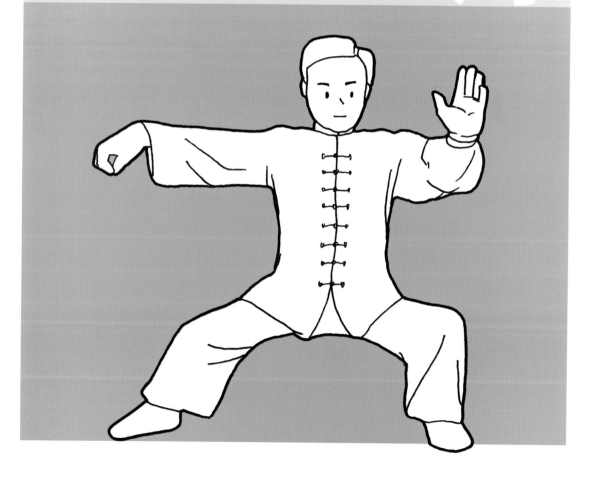

锻炼

使用方法

量表

配穴解读

锻炼

穴位保健操

易筋脉通功

Q&A

穴位保健操

熊嘉玮博士

养生通络保健操

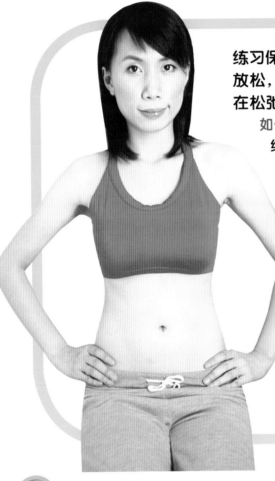

练习保健操前应将全身放松，把身体与意识保持在松弛状态。

如何使身体放松?

练习保健操前可饮适量开水，排解大小便，脱帽，带眼镜者须摘下，宽解衣扣、腰带、鞋带、表带，有意识地使头、躯干、四肢、全身肌肉都完全松弛。

如何使意识放松?

意识上要发出准备练习保健操的信号，心情舒畅，呼吸调匀，思想集中，心无杂念，严戒急躁。同时须配合自然安静，空气清新的环境。

① **全身放松，舌顶上颚，取坐位。**

穴位保健操是以腧穴和经络作基础，对特定的保健穴位进行拍打、按压和摩擦的综合练习功法，可有助加强气血的运行，保持经络通畅，达到养生保健的功效。熊嘉玮博士长期从事社区老人养生服务工作，对穴位保健操有较深入的研究，通过总结历代医家的养生经验，针对现代人生活的特点，建立了"养生通络保健操"和"固本益气养生操"。

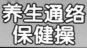
养生通络
保健操

固本益气
养生操

使用方法

量表

配穴解读

锻炼

穴位保健操

易筋脉通功

Q&A

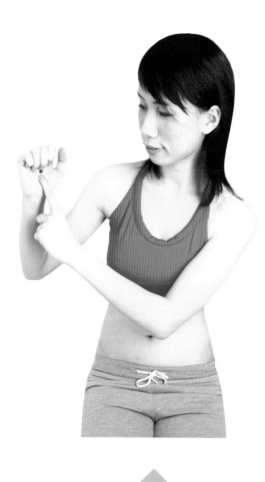

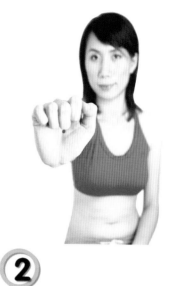

②

握拳屈指时中
指尖处，取劳宫穴。

③

在腹中部，脐中央，
取神阙穴。

④

左手搭在右手上，右手
劳宫穴放在神阙穴上，
先顺时针揉按 **49** 下。

注意：
　如大便不畅者，
　顺时针时力度可
　稍加大一点

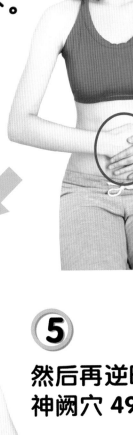

⑤

然后再逆时针揉按
神阙穴 **49** 下。

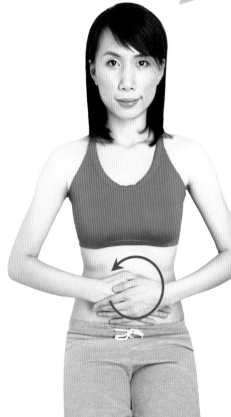

古人对养生揉按的次数有
不同的说法，目的主要避
免操作不足或过量，影响
养生的效果。

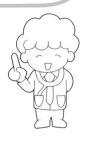

养生通络
保健操

固本益气
养生操

使用方法

量表

配穴解读

锻炼

穴位保健操

易筋脉通功

Q&A

6

在拇指本节后凹陷处，赤白肉际处，取鱼际穴。

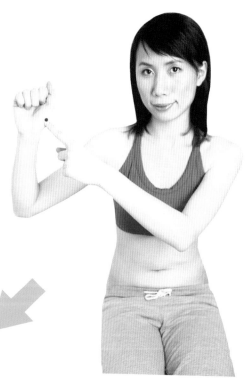

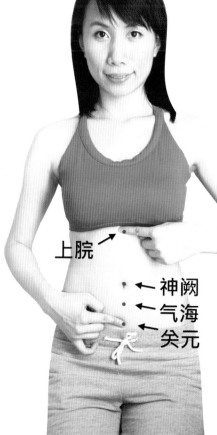

上脘

← 神阙
← 气海
← 关元

- 在上腹部，前正中线，当脐中上 5 寸，取上脘穴；

- 在腹中部，脐中央，取神阙穴；

- 在下腹部，前正中线，当脐中下 1.5 寸，取气海穴；

- 在下腹部，前正中线，当脐中下 3 寸，取关元穴。

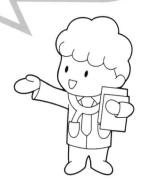

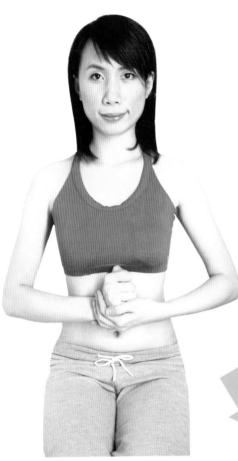

7

右手握拳，左手托拳，
用右手鱼际穴位置
按压上脘穴。

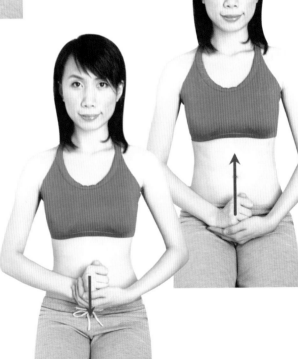

8

从上脘穴经中脘、
神阙、气海、
关元穴上下来回
按压摩擦 49 下。

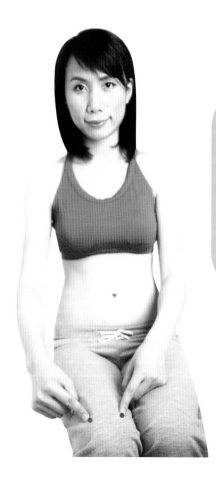

- 屈膝，在大腿前外侧，当髂前上棘与髌底外侧端的连线上，髌骨外上缘上 2 寸，定梁丘穴。

- 屈膝，在大腿内侧，髌底内侧端上 2 寸，当股四头肌内侧头的隆起处，定血海穴。

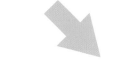

⑨

用双手食指和中指按揉梁丘、血海 49 下。

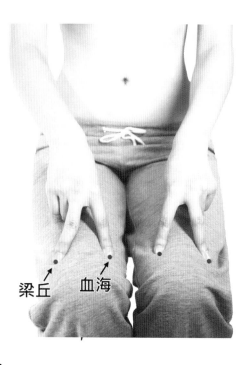

梁丘　血海

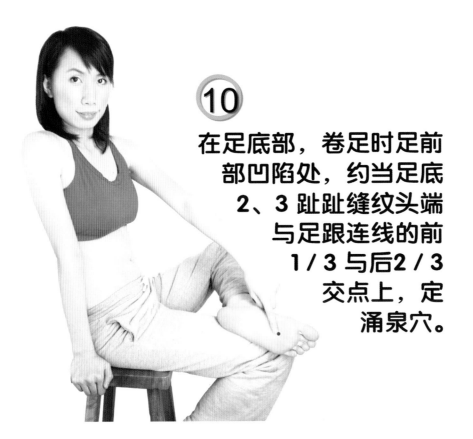

10

在足底部，卷足时足前部凹陷处，约当足底2、3趾趾缝纹头端与足跟连线的前1/3与后2/3交点上，定涌泉穴。

11

用手心劳宫穴摩擦足心之涌泉穴49下。

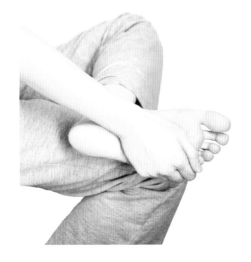

养生通络保健操

完成！

养生通络
保健操　　固本益气
养生操

使用方法

量表

配穴解读

锻炼

穴位保健操

易筋脉通功

Q&A

穴位保健操

熊嘉玮博士

固本益气养生操

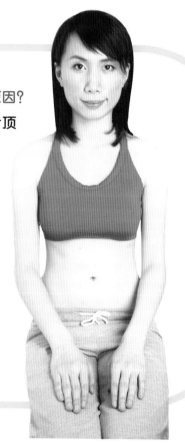

练习时唾液分泌增多是何原因?

练习时由于舌的起落，或舌顶上颚的动作，会导致唾液腺的分泌增多。另外练习时可刺激不同的穴位和经络，使脏腑气血运行通畅，消化器官的活动功能也相对增加，反射性地引起了唾液腺的分泌增多。

① 全身放松，舌顶上颚，取坐位。

"固本益气养生操"一是由熊嘉玮博士在长期从事老人服务工作，总结而来的养生功法。熊博士认为，长者脏腑功能减退，气血生化不足，特别容易出现肺气亏虚的情况，故此，熊博士着重针对肺经和大肠经的穴位保健，教导长者经常拍打和按压以上两经的穴位，经过长时间的观察和研究发现，患感冒和便秘的长者人数明显下降，养生防病效果显著，体现出中医理论肺与大肠相表里和未病先防的道理。熊博士为方便长者记忆练习，把肺经和大肠经穴位归纳成为固本益气养生操，以规范拍打的方法，全面刺激肺经和大肠经的气血运行，达到固本益气防病的功效。养生操适合任何年龄和体质人士练习，尤其是儿童、长者和体虚人士。

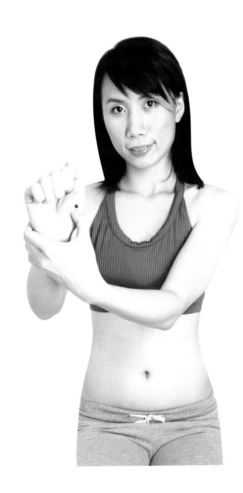

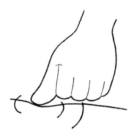

②

以左手拇指按揉
右手鱼际部位 49 下。

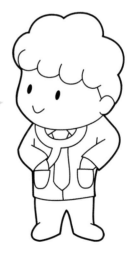

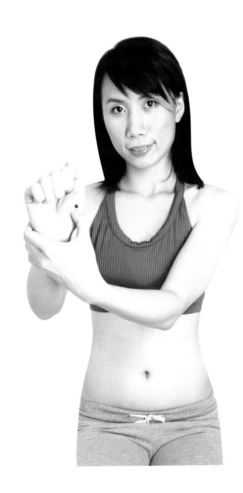

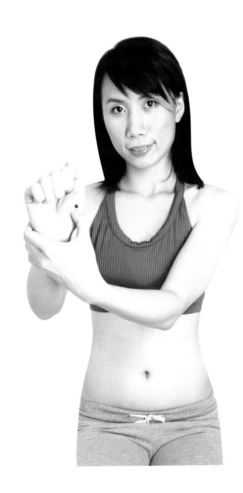

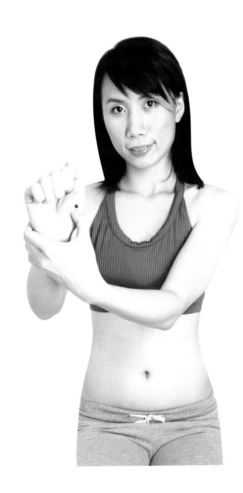

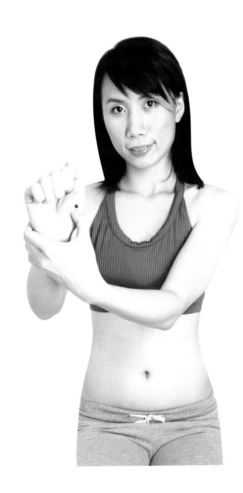

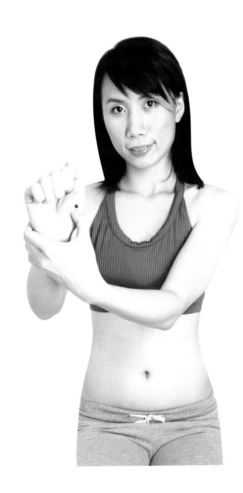

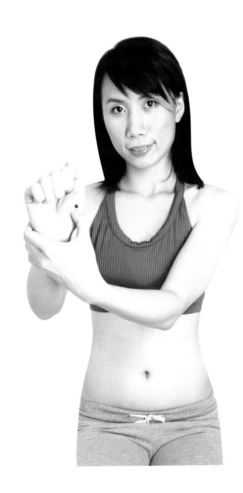

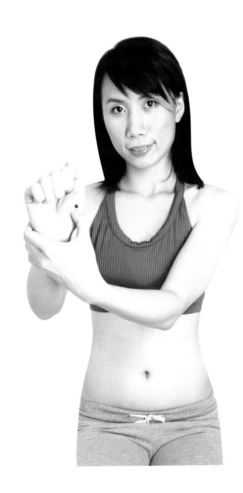

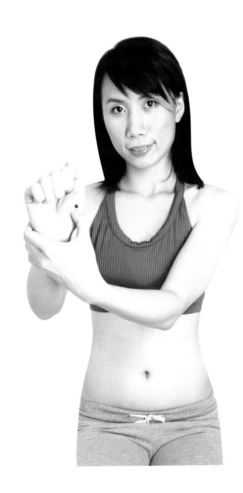

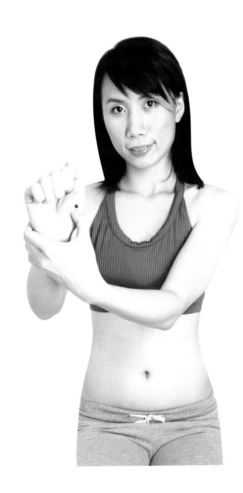

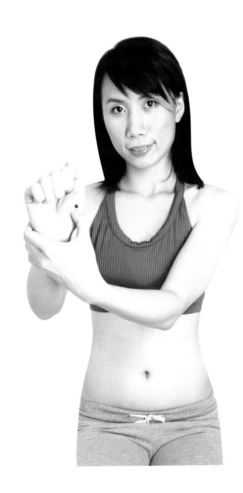

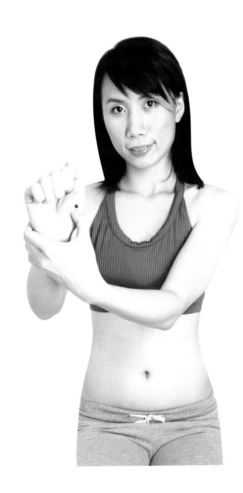

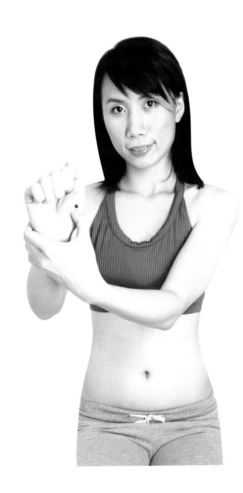

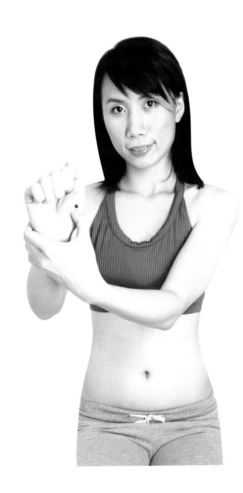

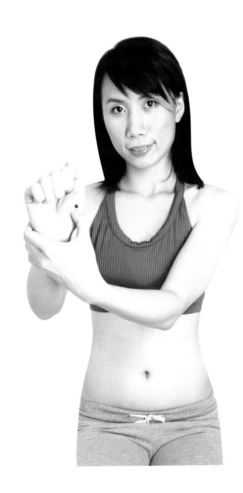

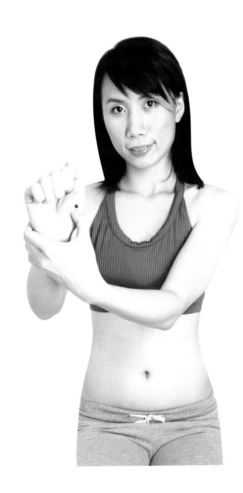

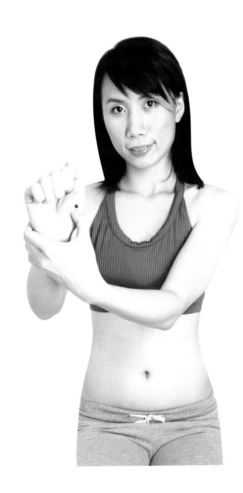

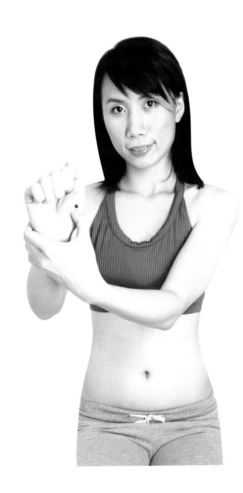

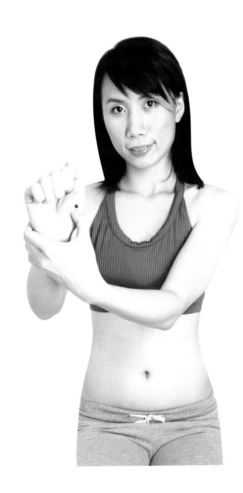

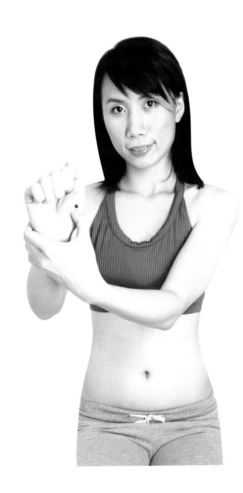

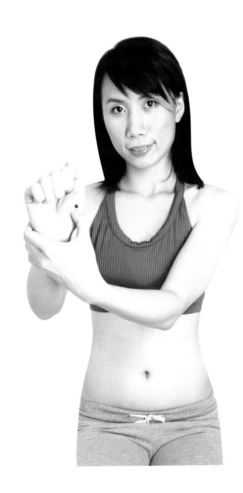

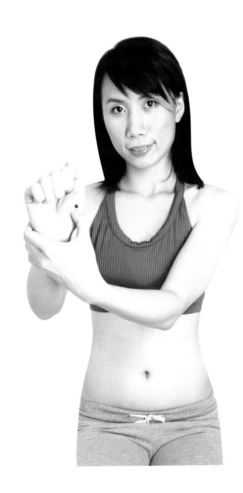

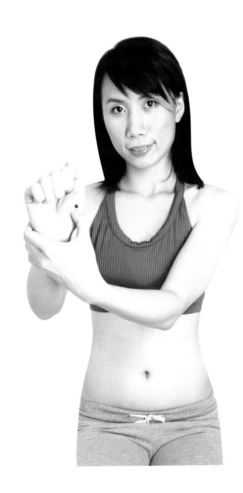

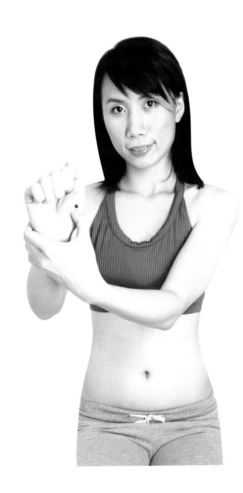

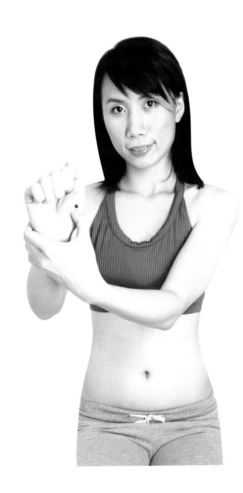

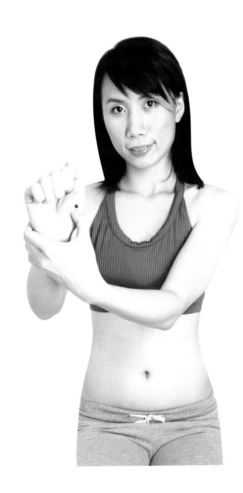

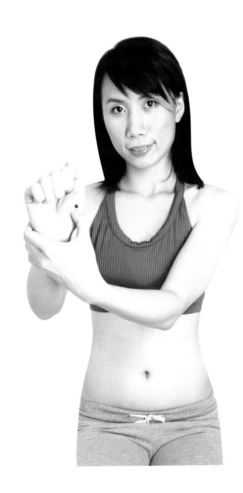

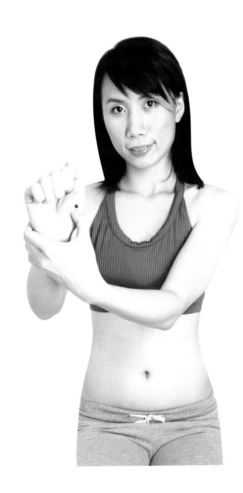

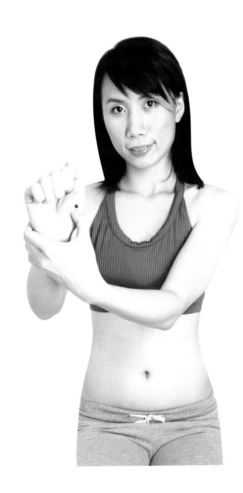

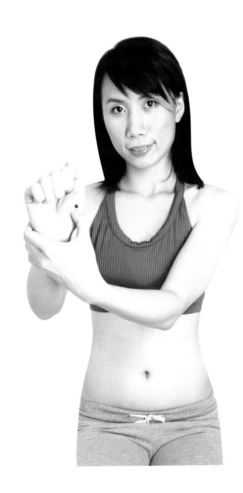

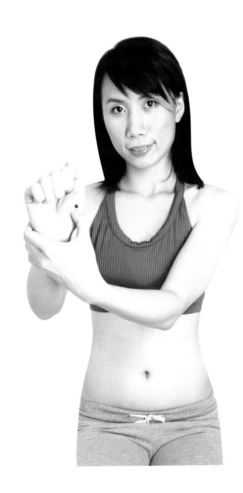

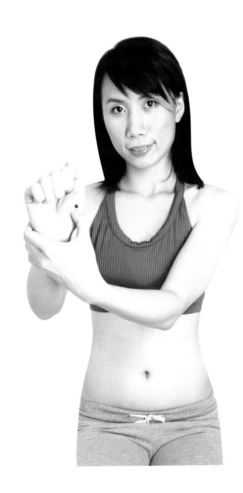

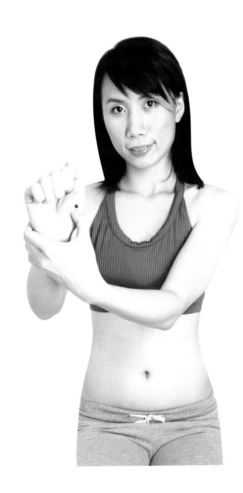

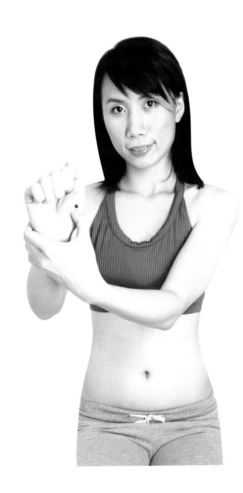

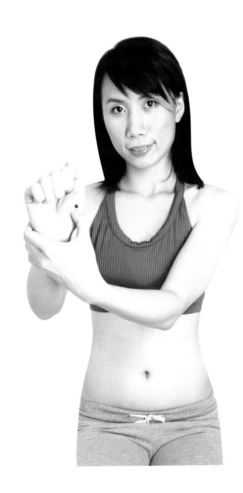

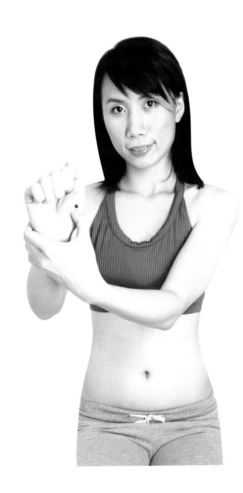

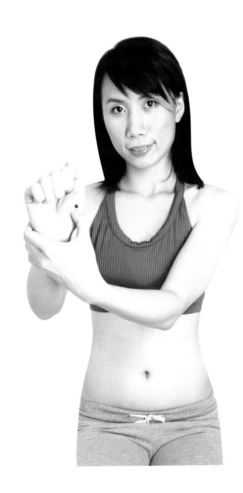

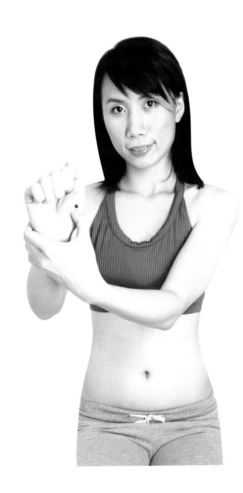

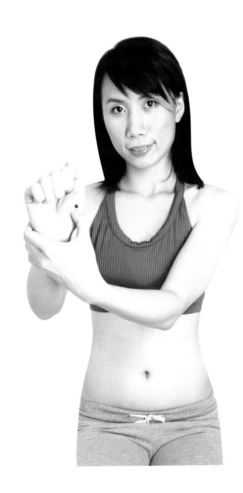

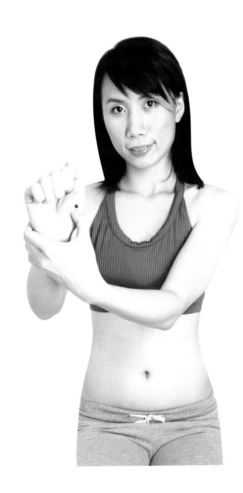

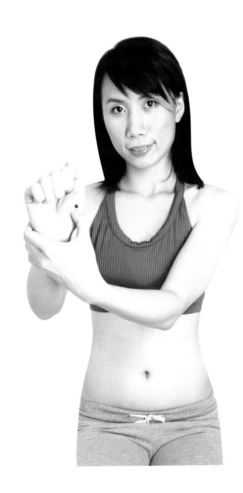

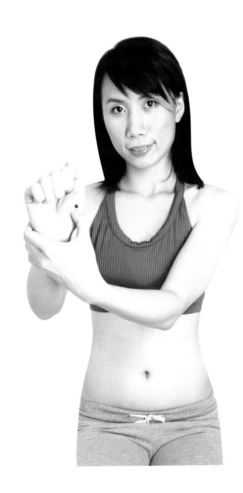

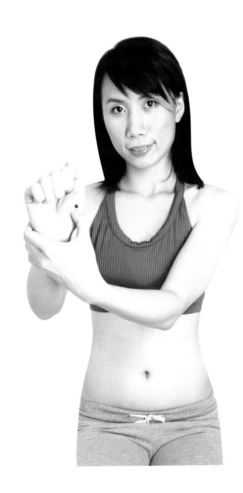

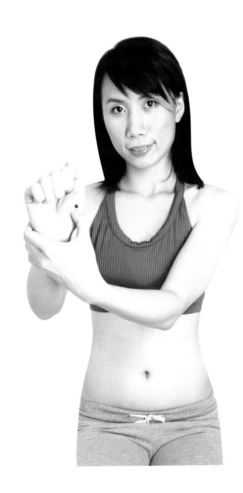

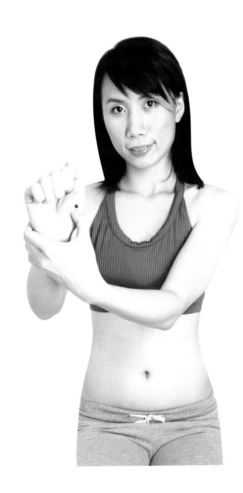

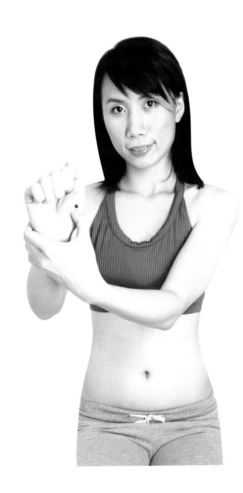

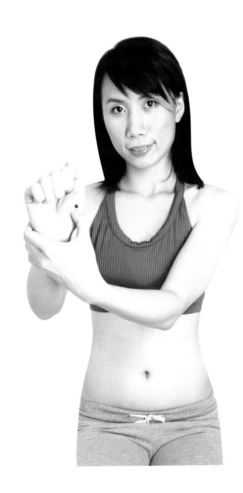

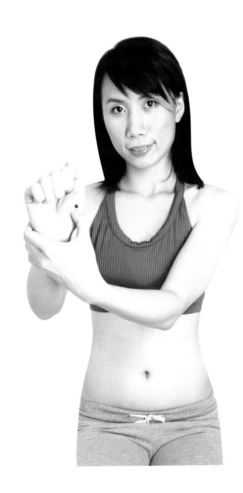

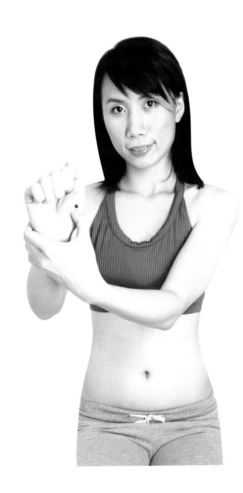

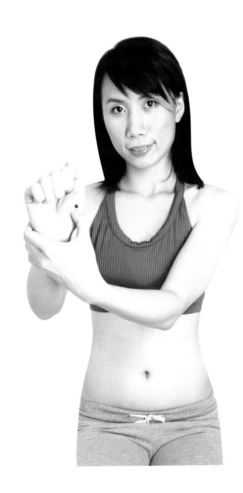

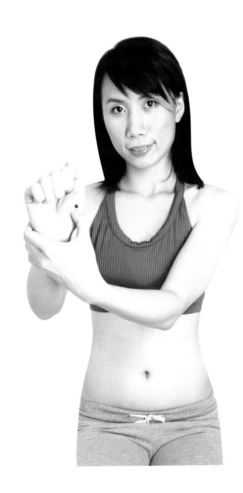

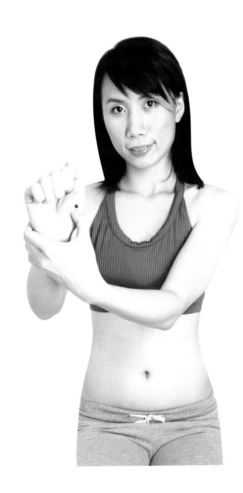

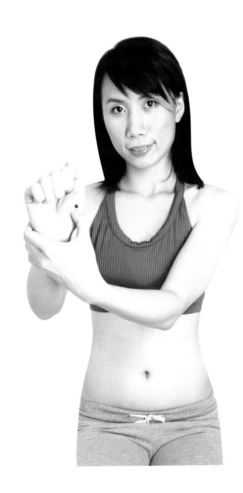

腧穴

是经络气血在身体表面聚集、输注或
通过的重要部位。它可以通过经络的
联系对身体脏腑的生理功能或病理变
化产生一定的刺激，也可以接受周围
环境的各种改变（如针灸和按摩等），
以达到调整体内机能的目的，从而获
得治疗养生的效果。

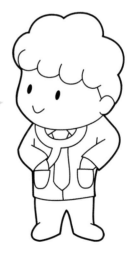

锻炼

穴位保健操

养生通络
保健操

固本益气
养生操

使用方法

量表

配穴解读

锻炼

穴位保健操

易筋脉通功

Q&A

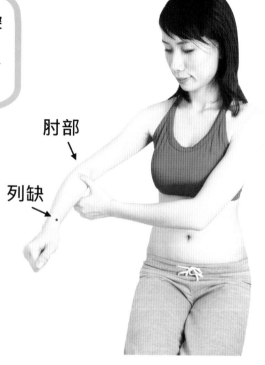

在前臂桡侧缘，桡骨茎突上方，腕横纹上 1.5 寸。当肱桡肌与拇长展肌腱之间，取列缺穴。

肘部

列缺

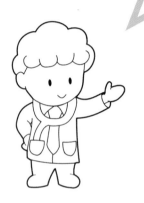

③

左手拇指顺前臂外侧大肠经，
从列缺穴推至肘部，
来回 49 下。

注意:

推时稍用力，
回时力较轻。

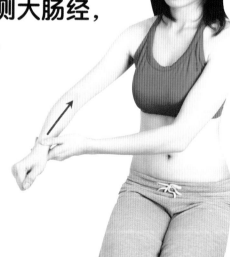

使用方法

量表

配穴解读

锻炼

穴位保健操

易筋脉通功

Q&A

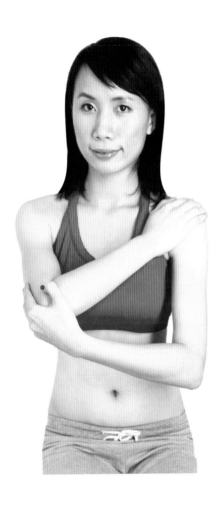

④

左手托在右手肘，
以拇指按压右肘部
曲池穴，顺时针
揉按 **49** 下。

在肘横纹外侧端，
屈肘时，尺泽与
肱骨外上髁连线
的中点，取曲池穴。

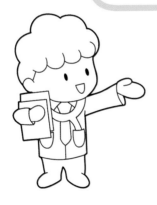

曲池

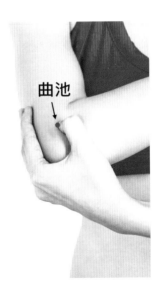

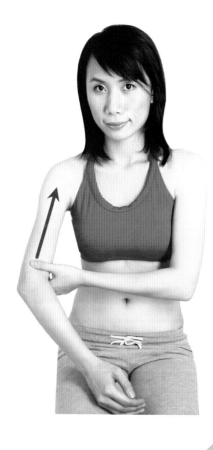

5

从右手肘部续上
推至肩前。

6

推至云门穴和中府穴后，
用手按揉 49 下 。

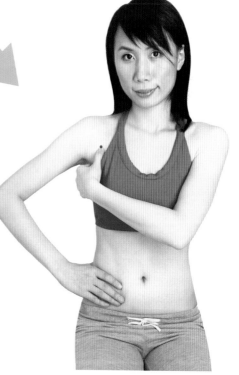

⑦

由肩向手腕部
列缺穴拍打。

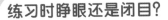

练习时睁眼还是闭目？

一般来说，练习时宜轻闭双目，其目的在于杜绝视觉对大脑皮层兴奋的刺激，以助其收敛思潮，即意是入静。入静既为练功中重要环节，那么闭眼的意义就显然而明了。

很多练习者闭眼时不但达不到意识专一，反而导致思潮连绵。遇此情况，双眼可以用微露一线之光的方法解除之。另外如练习时有困盹现象的产生，采用轻闭两眼的方法，有减轻昏沉困盹的作用。

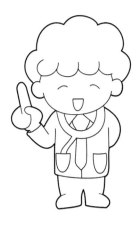

来回拍打4次结束。

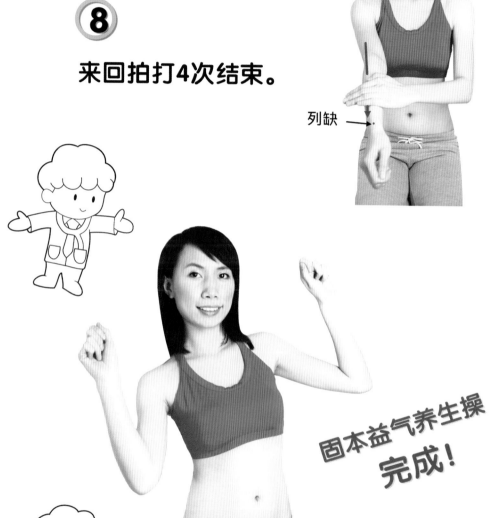

列缺

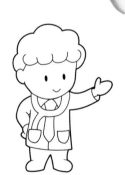

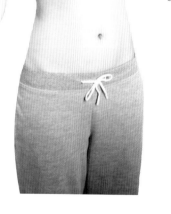

固本益气养生操
完成！

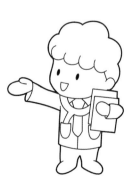

易筋脉通功

方帮助博士

　　易筋脉通功是源于杭州灵隐寺的和尚早晚课前所练之"八段锦"，属于医疗保健气功之一种。民国初由东林和尚传予澳门西云寺的释源坚和尚，广传至今；20世纪80年代经方帮助博士集早年学习各家气功、太极等拳术师傅之精粹而创编的功法。

　　本功法分静功和动功二大部分。静功有三个式子，动功有十个式子。"易"有变易、活动和改变的意思，可引申为增强之义；"筋"泛指肌肉筋骨，"脉"为血脉经络，"通"为方法。易筋脉通功是一种改变肌肉、筋骨、经脉质量的特殊锻炼方法。其特点是动静结合，内静以收心调息，外动以强筋壮骨，通过锻炼，能把痿弱松弛的筋肉变得结实。这种可串联、可单练、可长、可短、简单、易学，不出偏差的功法，很符合现代忙碌都市人的需求，男女老少都可以练习。易筋脉通功具有预防疾病的功效，因为易筋脉通功是调理气血、畅通经脉、灵活筋骨的运动，若能天天有规律地演练，即能促进血液循环、舒畅胸怀、清醒头脑，确是预防百病，延年益寿的最佳方法。

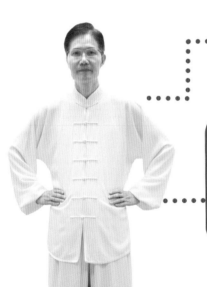

练功姿式：
(静功) 以站桩式为主，若身体较弱者可改为平坐式。
当修习纯熟后，则站、卧、坐、行皆可。
(动功) 则以站式为主。

呼吸与意念：
本功法(静功)呼吸法是鼻吸鼻呼，按自己原来的习惯呼吸，
全身放松，意念随着呼吸，
使呼吸达到缓慢、深长、细匀，
心情要平静。
(动功)呼吸方法则以逆腹式呼吸。

其他注意事项：
1.毋须固定场地，可因地制宜，室内家居、户内或户外等场所皆可；
2.通常可在 5～15 分钟内完成，可选择单式或全套演练；
3.穿宽松衣物即可；
4.动作温和缓慢。

静功 (站桩功)

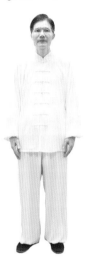

1. 无极式

静立凝神：静立，就是自然站立，要求头正身直，
两手自然下垂，两脚自然分开（小八字），
口轻闭，舌抵上颚，两目平视，
凝神注视前方一个目标，
排除杂念，集中思想，心平气和，呼吸自然。

2. 混沌初开式

动作：右脚向外开如肩宽，双脚尖向前，两手掌
放在大腿侧，两肘微屈，尾骶部下蹲，双膝微屈
约30度成骑马势，自然呼吸，站5～10分钟。

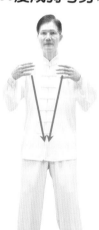

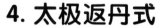

3. 怀中抱月式

动作：接上式
双脚不动，双手掌上提至胸前，
十指尖相对掌心向胸部，呼吸同上，
站5～10分钟。

4. 太极返丹式

动作：接上式
1）双脚不动，双手掌下按至小腹前交叉于
丹田位置（男左掌心向内，女右掌心向内），
呼吸同上，站5～10分钟；
2）按动功之收式。

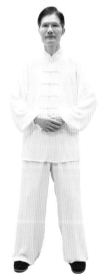

第一式：净化心身

功能：排毒强肝、增强心肺、肠胃功能，舒畅胸怀、清醒头脑。对头昏、目眩、胸闷、肝胆不舒、消化不良、肠胃功能不调、体倦乏力等慢性病，都有调理和改善之功效。

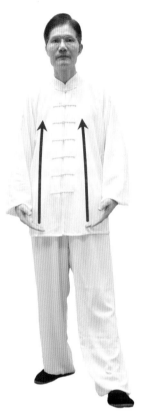

1. 无极式动作要求如静功之无极式。

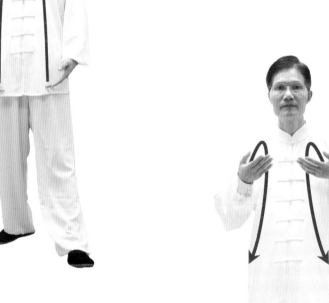

2. 右脚不动，左脚向左前方迈出，脚尖微向上，重心在右脚，两手掌放在腿前，掌心向上。

3. 接上式吸气(逆腹式呼吸)同时
两手向上慢慢提起，停在胸前。

4. 然后将身体重心移至左脚，双手掌心
转向下，呼气同时两手慢慢推至大腿前
停止，左脚慢慢弓前脚趾抓地，涌泉穴
成空状；双手心转向上，重复做以上
动作8～16次。

5. 右式：动作与左式同。

6. 收式一次(引气归元)两手心向前
左右45度方位慢慢上升至头上方
同时吸气，两掌心朝额面部，
呼气，两手下按至丹田位置，
还原无极式。

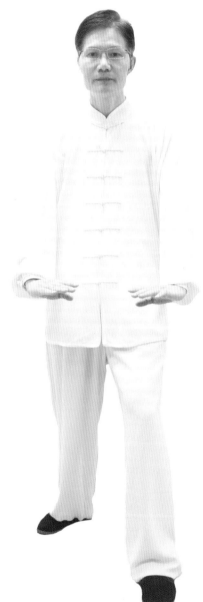

丹田 是修炼内丹中
的精气神时用
的术语，其位置在脐下一
寸三分，也有人认为是任
脉关元穴，脐下三寸之处，
为藏精之所。古代道家总
想在这个地方练出一颗仙
丹来，所以古人称此处为
丹田。

第二式：通天接地

功能：疏肝理气，舒经活络，内调肝胆、三焦，外调肩、臂、手关节；对肝胆不舒、消化不良、肠胃功能不调、肩周炎、臂肘手指酸麻、活动不利等，都有良好的治疗作用。

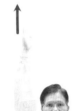
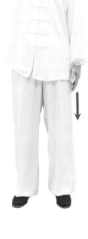

1.无极式动作要求如静功之无极式。

2.右式：吸气右手掌心向内，平举至头顶，手指尖向天，然后再向上顶一下，同时左手指尖向下拉。
然后肩部放松，右手掌由上至下劈下。

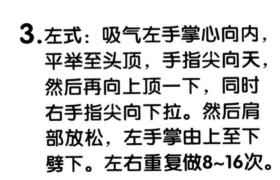

3.左式：吸气左手掌心向内，平举至头顶，手指尖向天，然后再向上顶一下，同时右手指尖向下拉。然后肩部放松，左手掌由上至下劈下。左右重复做8~16次。

4.收式一次(引气归元)，还原无极式；同第一式收式。

第三式：大鹏展翅

功能：内调肺、肾、大小肠，外调肩、臂、手、腰腿；有宽胸理气，健脾运化，强壮腰腿之功能。对肩周炎、臂肘手指酸麻、腰腿疼痛、活动不利等，都有良好的治疗作用。

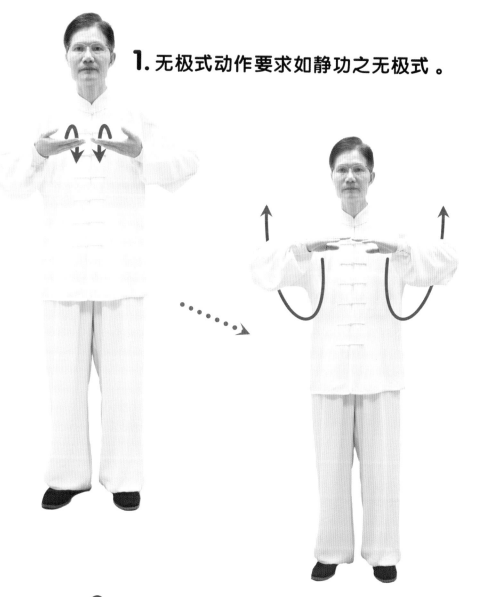

1. 无极式动作要求如静功之无极式。

2. 双手掌心向上捧至胸前，同时吸气。

3. 然后掌心转下向前伸出再平行往后展，同时弯腰，口呼气。

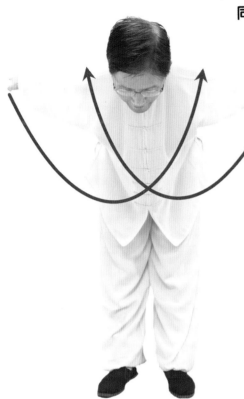

4. 挺直腰，同时双手掌回收交叉于肩膀，一手用合谷穴拍打在肩头（肩髃穴），另一手用合谷穴拍打在腋后（肩贞穴）。

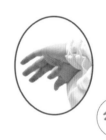

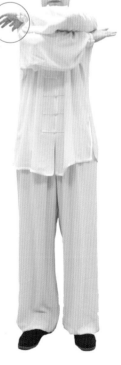

5. 重复做8~16次，但每次拍打时双手作上下交换。

6. 收式一次(引气归元) 还原无极式；同第一式收式。

第四式：排山倒海

功能：内调心、肺、脾，外调腰腿、颈肩、臂肘手腕。
有宽胸理气，健脾运化，强壮腰腿之功能。对肩周炎、
臂肘手指酸麻、腰腿疼痛、活动不利等，都有良好的
治疗作用。

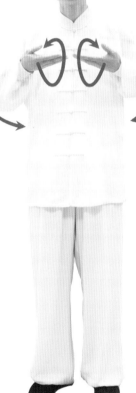

1. 无极式动作要求如静功之无极式。

2. 双手掌心向上捧
至胸前，掌心转向前同时
两肘贴近腰部并吸气。

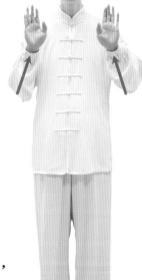

3. 然后双掌向前慢慢推出，同时呼气，
推尽后张开十指再握拳后，
双手放松往身后抛，同时弯腰。
(呼气时可发出哈声配合)

4. 然后挺直腰，吸气同时双手掌心向内回收，
于胸前再转掌心向前方。

5. 重复图解3~5之动作，
做8~16次。

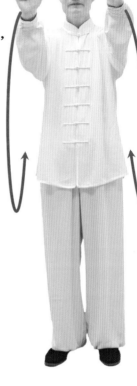

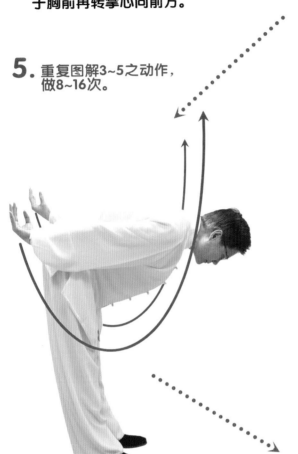

6. 收回双掌往下按，
再做收式一次(引气归元) 还原无极式；
同第一式收式。

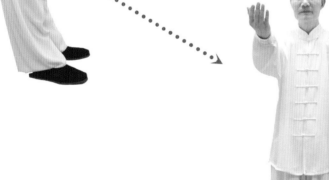

第五式：罗汉躬身

功能：内调肾、膀胱、三焦，外调全脊椎骨和髋膝关节。

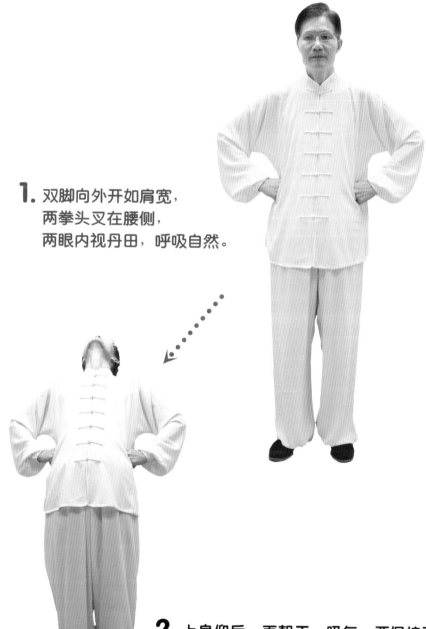

1. 双脚向外开如肩宽，
   两拳头叉在腰侧，
   两眼内视丹田，呼吸自然。

2. 上身仰后，面朝天，吸气，要保持平衡。

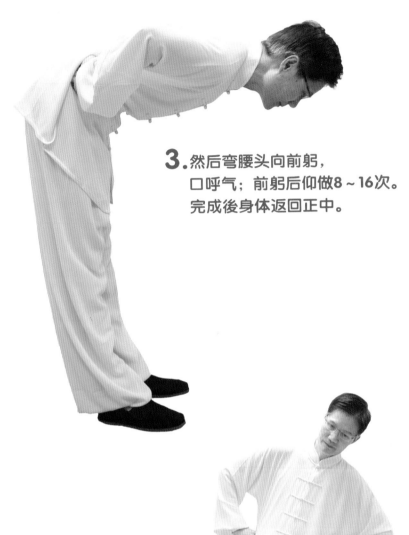

3. 然后弯腰头向前躬，
口呼气；前躬后仰做8～16次。
完成後身体返回正中。

4. 上身向左侧弯，吸气，
返回正中呼气，右侧同左式，
左右各做8～16次。

5. 身体返回正中，将双手按在腰部，
然后由左至右转腰部8～16次，
再由右至左转腰部8～16次。

6. 收式一次(引气归元) 还原无极式，
同第一式收式。

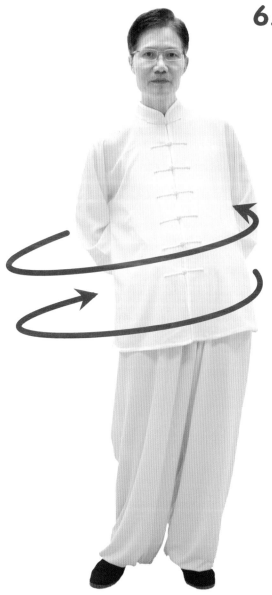

妇女月经期是否
可以练习易筋脉通功?
妇女在月经期间是可以练
功的。但某些妇女可在练
功后，月经出现变化，多
见经期缩短、经期增长或
经量增多。这种现象是由
于练功意守丹田时直接刺
激子宫，使之收缩而引起
的。为防止出血过多，可
停功数日，待经期过后再
练。

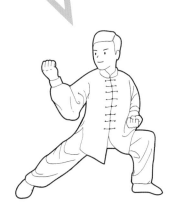

第六式：横扫千军

功能：内调心肺、肝肾、肠胃，三焦；外调腰腿、颈膊手臂。有宽胸理气，健脾运化，强壮腰腿之功能。对肩周炎、臂肘手指酸麻、腰腿疼痛、活动不利等，都有良好的治疗作用。

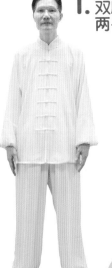

1. 双脚向外开步如肩宽，两手自然放在腿侧，两眼内视丹田。

2. 吸气双手向前上提至肩平。

练习时为何会出现心悸亢进？
练习时出现心悸，多因思想过度集中或紧张，闭气过长，挺胸和弯腰过度，呼吸太用力等引起。只要纠正姿势，思想不必紧张顾虑，继续练功，不久自愈。

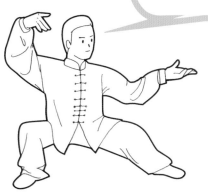

3.

（左式）

左脚尖向左外45度，
呼气同时左手掌心由里转向外，
然后身体往左转双手横扫，右掌拍在左肩膀
（穴位：云门、中府、肩髃），
左膝微屈，脚趾抓地，
右脚跟提起，腿要伸直。

4.（右式）

然后右脚尖向左外45度，
吸气同时双手掌心由后转向前，
身体这时往右转双手横扫，
左掌拍在右肩膀，右膝微屈，
脚趾抓地，左脚跟提起，腿要伸直。
其要点与左边相同。

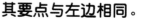

5. 双手返回正中，然后手心向上，
接下做收式还原无极式；
同第一式收式。

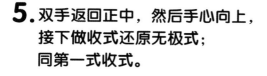

第七式：罗汉蹬腿

功能：内调肾与膀胱；外调腰腿、膝、踝关节筋络。有强壮腰膝之功能。对腰膝疼痛、活动不利等，都有良好的治疗作用。

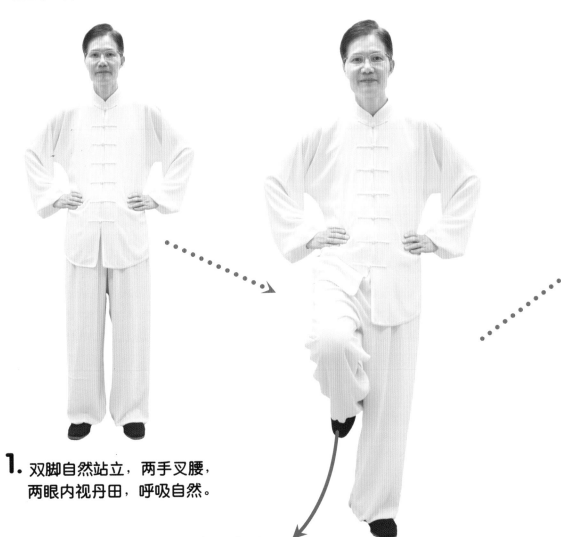

1. 双脚自然站立，两手叉腰，两眼内视丹田，呼吸自然。

2.右蹬腿：

右膝提起，以脚尖向前下方踏出，收回后再以脚跟向前下方蹬出，然后脚尖由内至外转动踝关节3次，再外转动踝关节3次，收回放下脚。

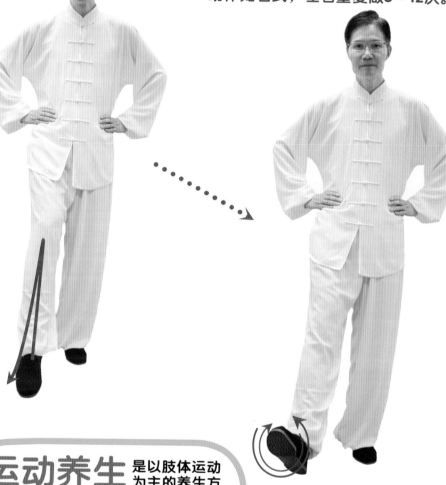

3.左蹬腿：

动作如右式，左右重复做6～12次。

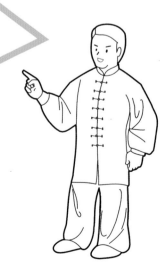

运动养生 是以肢体运动为主的养生方法。传统养生理论认为人体像流水一样，要多活动才可畅通血脉，达至"不腐"的祛病效果。但活动讲求适中，"形劳而不倦"，因此特别设计了针对身体各种机能而运动的方法。其实不论派别，只要能做到腰常摇、胸常挺、腹常收、肢常伸，已经是运动养生的一种，像导引气功、五禽戏、八段锦、洗髓经、易筋经、太极拳等和现今的体操、舞蹈、爬山、游泳等，都合乎养生之道。

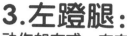

4.侧蹬腿：

提起右膝脚后跟回勾臀部，
然后用脚跟往右侧下方蹬出，
收回放下脚踏地，
再提起左膝脚后跟回勾臀部，
用脚跟往左侧下方蹬出，
收回放下脚踏地。
左右重复做6～12次。

过饥或过饱不宜练习易筋脉通功，
为什么？
练习易筋脉通功可使胃肠蠕动明显
加强，促进食物的消化和吸收。如
空腹练功，胃肠处于空虚状态，容
易出现饥饿感引起不适，影响入静
与呼吸。特别是消化系统疾病的患
者，长期空腹练功可加重病情。另
外，过饱练功也会有碍气之升降，
最好是餐后1小时才练习。

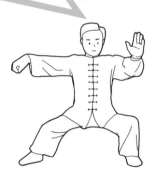

5.收式一次(引气归元) 还原无极式；
同第一式收式。

第八式：运转乾坤

功能：内调肾、膀胱、肠胃，外调腰腿、颈膊手臂。有健脾运化，强壮腰腿之功能。对颈椎综合症、肩周炎、臂肘手指酸麻、腰腿疼痛、活动不利等，都有良好的治疗作用。

1. 双脚向外开立如肩宽，
两手自然放在腿侧，
两眼内视丹田，
呼吸自然。

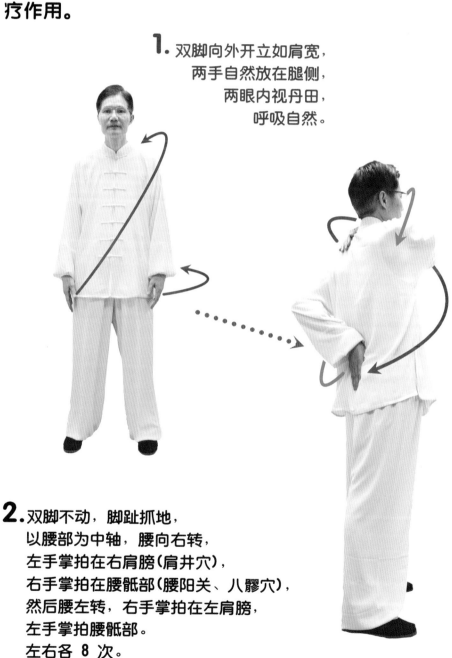

2. 双脚不动，脚趾抓地，
以腰部为中轴，腰向右转，
左手掌拍在右肩膊（肩井穴），
右手掌拍在腰骶部（腰阳关、八髎穴），
然后腰左转，右手掌拍在左肩膊，
左手掌拍腰骶部。
左右各 8 次。

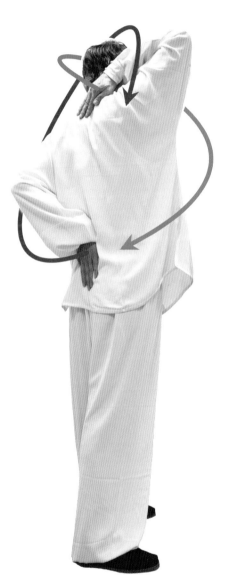

3. 然后腰再向右转，左手掌绕过头
   上拍在颈椎部(大椎、定喘穴)，
   右手掌拍在腰骶部。

左转，右手掌绕过头上
拍在颈椎部(大椎、定喘穴)，
左手掌拍腰骶部(腰阳关、八髎穴)。
左右各8次。

导引 指导气引动
肢体，是肢
体运动与呼吸吐纳相配
合的一种健身治病方法。
古人认为通过行气、按
摩、肢体运动相配合，
导气令和，引体令柔，
可以调营卫、消谷水、
去风邪、长血气、祛未
生之众病、治已结之笃
疾。道教素重养生之道，
所以很重视导引，修道
者大都经常做这种功夫，
达至延年益寿。

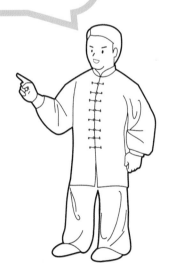

4. 收式一次(引气归元) 还原无极式；同第一式收式。

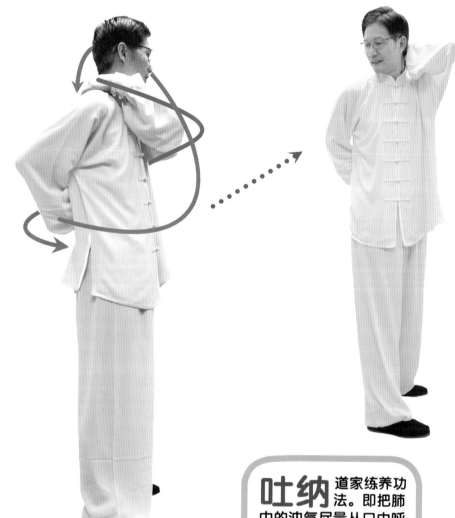

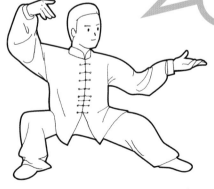

吐纳 道家练养功法。即把肺中的浊气尽量从口中呼出，再由鼻孔缓慢地吸进清新空气，使之充满肺部，古人称作"吐故纳新"。

第九式：豪光普照

功能：内调全身经脉及五脏六腑，外调全身筋络和关节，引导气血运行大周天。

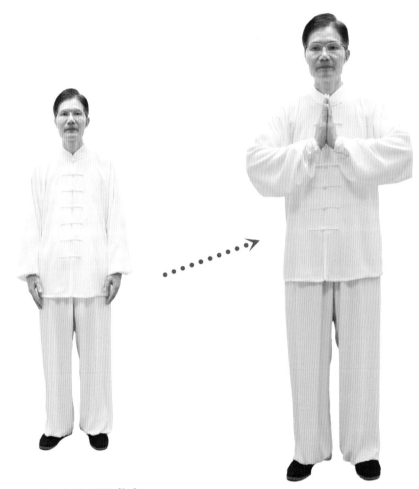

1. 无极式动作要求如静功之无极式。

2. 双脚不动，脚趾抓地，吸气同时两手向上慢慢提起，合掌停在胸前，呼气。

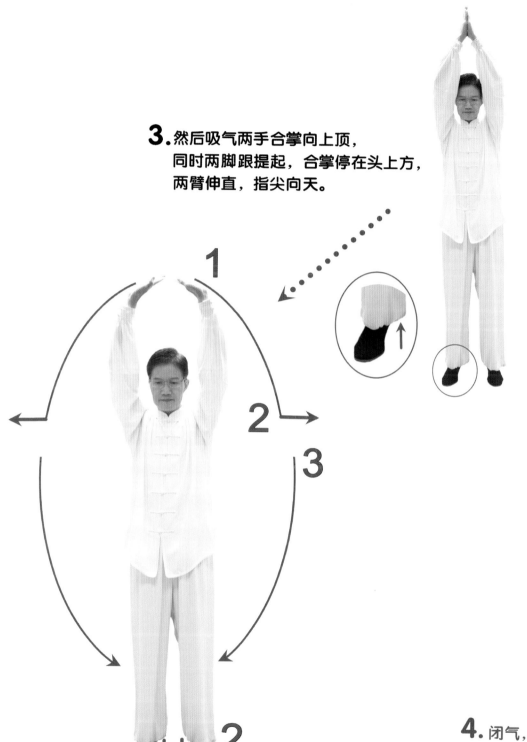

3. 然后吸气两手合掌向上顶，
同时两脚跟提起，合掌停在头上方，
两臂伸直，指尖向天。

1

2

3

2

4. 闭气，
(1) 双手往两侧向下划；
(2) 用力撑开至肩平，同时放下脚跟；
(3) 呼气同时下蹲，两手放松下按至膝前，掌心向下指尖相对。

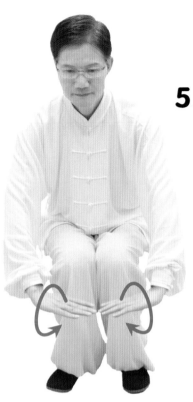

5. 再反掌掌心向上指尖相对；
吸气继续重做动作8～16次。

6. 后将两手向上慢慢提起，
合掌停在胸前，呼气；
再转掌心向下按至丹田位置。

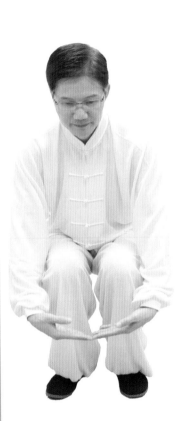

7. 再做收式一次(引气归元) 还原无极式；
同第一式收式。

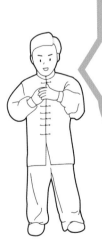

气贯丹田

气贯丹田是借助于呼吸时胸部感觉的力量向丹田部位冲击之意。丹田部位在下腹，呼吸之气无论如何是不会达到这个部位的，故必须通过锻炼，在人体之正中央建立一条向丹田部位的连线，借助意识和呼吸对丹田的部位进行刺激。所以说气贯丹田是加强意识和呼吸对丹田刺激的一种手段。

第十式：引气归元

功能：将真气引归丹田，养五脏六腑，安神定魄。

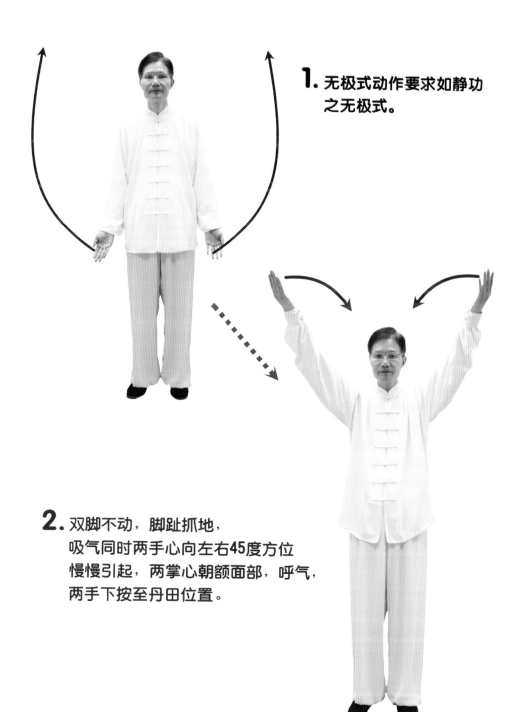

1. 无极式动作要求如静功之无极式。

2. 双脚不动，脚趾抓地，吸气同时两手心向左右45度方位慢慢引起，两掌心朝额面部，呼气，两手下按至丹田位置。

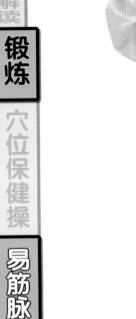

3. 然后双手反掌重复做 6 次。

4. 最后两手握固放在腿侧，闭眼
内视丹田，呼吸自然，静止半分钟。

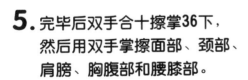

5. 完毕后双手合十擦掌36下，
然后用双手掌擦面部、颈部、
肩膀、胸腹部和腰膝部。

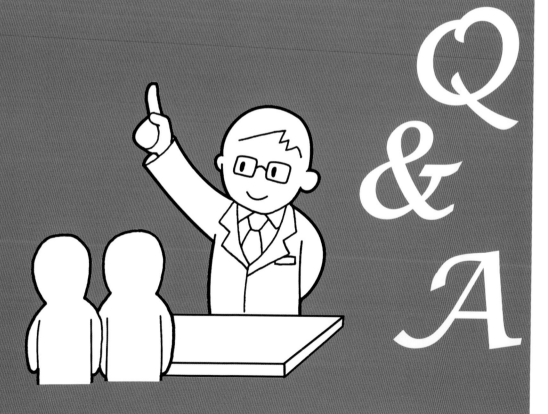

每天健康Q&A

Q1 养生穴位按压是不是一定要很准确?

A 不是。养生穴按压只是一种保健方法,主要达到疏通经络、平衡阴阳、调整脏腑机能、提高人体免疫能力、放松肌肉、解除疲劳、延年益寿的目的。其要求有别于临床治疗,不需要精准确定穴位位置。只要根据正确的定位方法,不要过分偏倚,勿失其经络,按压时产生酸胀感即可达到保健的作用。

Q2 怎样才知道按压的穴位位置是否正确?

A 很简单。正确按压穴位时,会出现明显的酸、麻、痹、胀感觉。由于穴位有沟通表里的作用,当体内脏腑气血出现病理变化时可以反应于体表腧穴,相应的穴位更会出现压痛、结节、肿胀、或凹陷等反应。

Q3 是不是每天按压穴位才能达到最佳效果?

A 是的。养生保健需要持之以恒才会有明显的效果,如每天能根据个人的体质,正确运用相应的穴位和按压方法,可以达到较好的养生作用。但是如果出现过度疲劳或身体不适时,建议先咨询中医师才进行穴位按压。

Q4 每天养生穴位按压次数过多会不会造成严重的反效果?

A 不会。在一般情况下,养生保健穴位按压的次数过多,对身体不会造成严重的反效果,但却未必能达至最好的养生效果,故不建议连续长时间只按压同一个穴位。其实只要认真根据正确的方法按压穴位,每天按压1—2次已足够达到养生的效果。

5 使用按摩棒按压穴位效果是不是较好?

A 不一定。按摩棒的制造物料十分坚硬，皮肤触感欠缺柔
和均匀，按压时刺激量会比手较强，身体强壮、阴虚或
热型体格者，可选用按摩棒辅助。然而年长体弱或虚证
患者不宜重刺激，否则会损伤身体的正气，建议使用双
手按穴为佳。

6 哪一段时间按压穴位效果较好?

A 从中医的阴阳角度上来说，日为阳，夜为阴，虚证体质
者可以选择早上按压穴位有助恢复阳气，阴虚体质者可
以选择晚上按压穴位有助滋养阴液，郁型体质者可以选
择睡前按压穴位有助安神促眠。另外，从中医的子午流
注角度上来说，十二时辰代表不同脏腑经络运行的盛衰，
如能配合可事半功倍。

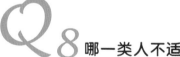**7** 按压保健穴位后会不会出现不适的状况?

A 极少出现。依据一般正确的穴位保健按压方法，极少会
出现不良的反应。但是体虚者应特别注意，如果出现疲
劳过度、大病初愈或饥饿时，不宜长时间和用力过度按
压穴位，否则可能会出现轻微不适。当出现不适的情况，
应立刻卧床休息，饮用暖糖水，便可缓解。

8 哪一类人不适合穴位按压?

A 基本上所有人都可以接受穴位保健按压，但有些
情况例外：如孕妇禁按腰、腹部及能令子宫收缩
的穴位，以防影响胎儿或引致流产。另外，穴位
部位皮肤出现破损者，不宜按压。

Q9 妇女月事期间是否适合穴位按压保健?

A 是可以的。妇女月事期间可以按压保健穴位，但是腰、腹部及能令子宫收缩的穴位不宜过度用力按压，避免影响月经。

Q10 接受针灸治疗后，能否作穴位按压保健?

A 可以。针灸治疗后是可以进行穴位按压保健，但不建议马上进行，而且必须视乎体质。针灸治疗刺激较大，酸麻痹胀感明显，若立刻进行穴位按压保健，可能会对穴位刺激过多，引起疲劳或不适。尤其是体虚患者，针灸治疗后穴位按压的力度宜轻，速度宜慢，时间宜短。

Q11 按压穴位前可以擦药油吗?

A 可以。药油是很好的介质，能有助润滑皮肤的作用，减少磨擦防止皮损。另外，很多药油含有活血祛瘀的中药，有助穴位渗透吸收，加强通经活络的作用，但皮肤过敏者忌用。

Q12 按压穴位时需要配合体质吗?

A 需要。虚寒体质者正气较弱，故穴位按压保健时，双手宜先擦热，力度不宜过大，应由轻至重，时间不宜过长；实热体质者邪气较盛，穴位按压保健时，力度宜较大，但不可用暴力按压，应由重至轻，可重复多次。另外，不同穴位的补泻作用也各有差异。

$Q13$ 穴位保健按压前后需要准备甚么吗？

A 需要。穴位保健按压前宜放松心情，如虚寒体质者按压前应做好保暖措施，避免受凉；不宜过饥过饱或寒凉饮食，按压后可饮用暖水，稍作休息，这样有助加强养生的效果。

$Q14$ 穴位保健按压后皮肤出现瘀斑是否正常？

A 正常。穴位保健按压后皮肤出现瘀斑，可能是按压用力过大导致皮下毛细血管破裂所致。另外，血瘀体质者的特点，较容易皮下出血，常伴有瘀斑，皮肤出现皱纹并形成格纹，下肢出现出血点或静脉曲张等。因此穴位按压后皮肤出现瘀斑不用特别处理，但建议暂停按压出现瘀斑的穴位。

$Q15$ 坐车或外出时能否进行穴位保健按压？

A 可以。穴位保健按压可以在任何时候和地方进行，但要注意周边环境，最好选择空气流通、环境较安静和温度合适的地方为佳，有助加强养生的作用。

$Q16$ 单用手摩擦按摩耳廓能等于耳穴保健吗？

A 不完全等于。耳穴的特点是通过"阳性反应"点来确定位置，当压到敏感点时，挑选压痛最明显的一点为耳穴按压保健点，如反复探查找不到痛点，可按耳穴示意图的穴位进行。而单用手摩擦按摩耳廓虽包括了大部分耳穴，但却没有以"阳性反应"点来进行较强的刺激，调整脏腑和保健的效果不及耳穴按压。

Q17 针刺保健与针刺治疗的方法是相同吗？

A 不相同。针刺保健与针刺治疗的理论基本相同，但方法与思路却迥然不同。针刺治疗重于纠正机体阴阳、气血的偏盛偏衰和消除病灶，而针刺保健则着重于强壮机体功能，促进人体代谢能力，旨在养生延寿。而在选穴、手法和用针上亦有一定差异，保健针刺手法刺激强度宜适中，选穴不宜多，应要以具有强壮功效的穴位为主，如合谷、足三里和太溪等。

Q18 针刺的方法能保健养生吗？

A 可以。根据记载，针刺防治疾病的方法早在《黄帝内经》已有详细的阐述和记载，其中《灵枢·逆顺》云："上工刺其未生者也。"即古代技术精良的医生已懂得利用针刺进行保健，未病先防。

针刺保健，就是用毫针刺激人体特定的穴位，以激发经络之气，疏通经络，调和阴阳，有效地提升人体的正气，促进人体新陈代谢，从而达到强壮身体、防病治病和益寿延年的目的。如《灵枢·经脉》记载："经脉者，所以能决死生，处百病，调虚实，不可不通。"也说明了经脉的通畅与健康长寿有直接的关系。故此，针刺保健养生方法是一种最直接、最自然的养生防病方法。

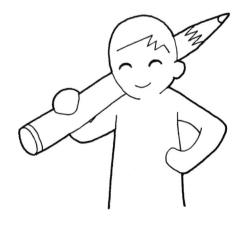

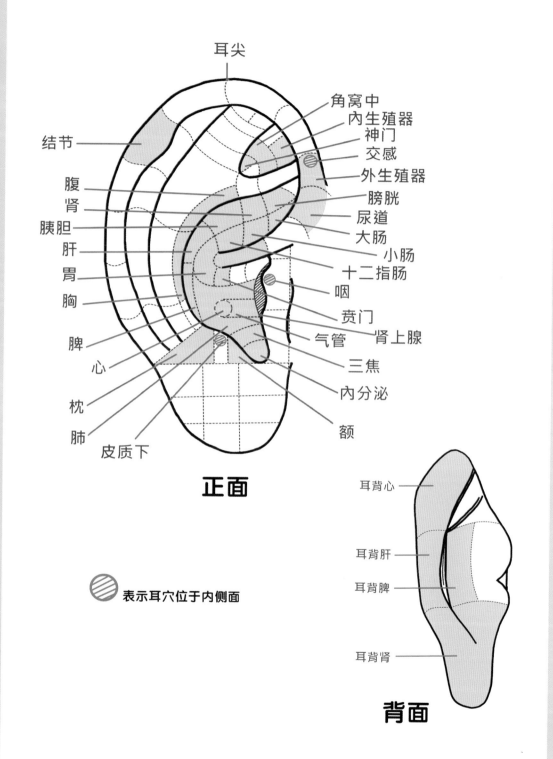

耳尖
角窝中
内生殖器
神门
交感
外生殖器
膀胱
尿道
大肠
小肠
十二指肠
咽
贲门
肾上腺
气管
三焦
内分泌
额

结节
腹
肾
胰胆
肝
胃
胸
脾
心
枕
肺
皮质下

正面

表示耳穴位于内侧面

耳背心
耳背肝
耳背脾
耳背肾

背面

耳穴示意图 (节录)

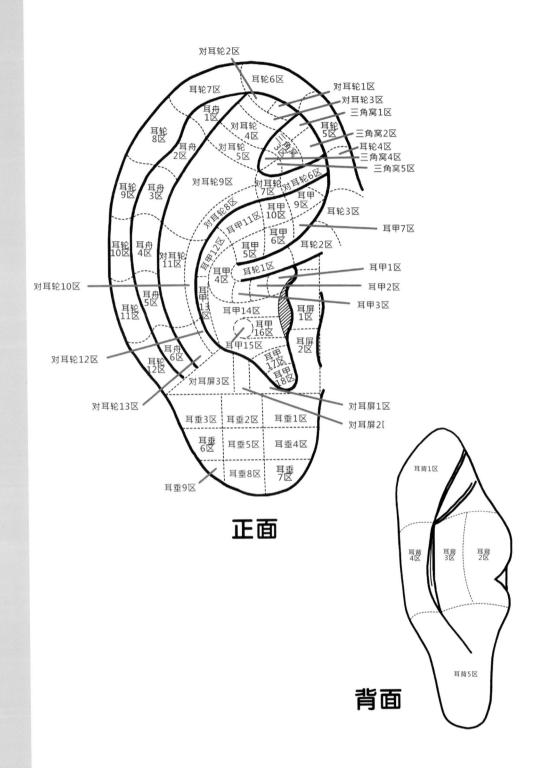

对耳轮2区　耳轮6区　对耳轮1区　对耳轮3区　三角窝1区

耳轮7区　耳舟1区　对耳轮4区　耳轮5区　三角窝2区

耳轮8区　耳舟2区　对耳轮5区　三角窝4区

三角窝5区

对耳轮9区　耳轮4区

耳轮9区　耳舟3区　对耳轮7区　对耳轮6区　耳甲9区　耳轮3区

对耳轮8区　耳甲10区

耳轮10区　耳舟4区　耳甲11区　耳甲6区　耳甲7区

对耳轮11区　耳甲12区　耳甲5区　耳轮2区

对耳轮10区　耳甲1区　耳甲1区

耳轮11区　耳舟5区　耳甲4区　耳甲2区

耳甲13区　耳甲3区

对耳轮12区　耳甲14区　耳屏1区

耳舟6区　耳甲16区

耳轮12区　耳甲15区　耳屏2区

对耳轮13区　对耳屏3区　耳甲17区　耳甲18区

对耳屏1区

耳垂3区　耳垂2区　耳垂1区　对耳屏2[

耳垂6区　耳垂5区　耳垂4区

耳垂9区　耳垂8区　耳垂7区

正面

耳背1区

耳背4区　耳背3区　耳背2区

耳背5区

背面

耳廓分区示意图

参考书目

书目	作者	出版
《中医大辞典》	李经纬	人民卫生出版社
《中医症状鉴别诊断学》	朱文锋	人民卫生出版社
《中医证候鉴别诊断学》	姚乃礼	人民卫生出版社
《中医诊断学》	邓铁涛	上海科学技术出版社
《中医基础理论》	吴敦序	上海科学技术出版社
《中医内科学》	张伯臾	上海科学技术出版社
《中医脏象学》	王琦	人民卫生出版社
《针灸学》	邱茂良	上海科学技术出版社
《针灸学》	孙国杰	上海科学技术出版社
《腧穴学》	罗永芬	上海科学技术出版社
《循证针灸学》	梁繁荣	人民卫生出版社
《耳穴治百病》	陈抗美	人民军医出版社
《耳穴疗法治百病》	张学勋	人民卫生出版社
《耳穴治疗学》	黄丽春	人民卫生出版社
《耳穴及其临床应用》	崔允孟	中国中医药出版社
《常见病治疗耳穴图解》	李志道	天津科学技术出版社
《黄帝内经素问》	田代华	人民卫生出版社
《中医养生保健学》	沈志详	中国中医药出版社
《中医养生学》	王玉川	上海科学技术出版社
《气功精选》	阎海	人民体育出版社
《中国古代养生长寿秘法》	竹剑平	浙江科学技术出版社
《气功精华集》	李远国	巴蜀书社
《中国标准耳穴挂图》	古励	中国计量出版社
《九型体格》	林家扬	和立文化出版社

本书腧穴定位参考世针联国际针灸经穴定位标准

香港针灸学会简介

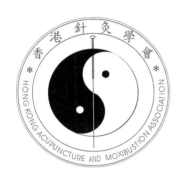

香港针灸学会成立于 **1999** 年，宗旨是促进传统中医学在香港的发展，加强香港针灸医师的培训和学术交流，提高针灸医学在香港卫生保健工作中的地位和作用，为香港市民的健康作出贡献。学会于 **2005** 年获得中国香港特区政府中医药管理委员会中医组核准成为"中医药进修项目机构"，为注册中医师提供持续进修课程，至今每年举办 **44** 次(平均每周一次)学术讲座，其中以针灸为题目的占 **70**%，为全港中医师及中医爱好者提供中医和针灸进修机会。同时提供系统的一年制和三年制针灸专业课程。本会还连续七年出版学会刊物《香港针灸》，为会员及同业之间提供学术交流的平台。学会于 **2009** 年获批准加入世界卫生组织非政府组织世界针灸学会联合会成员，代表香港为世界针灸医学的未来发展而努力。

目前本会会员中，拥有博士学位的超过 **50** 人，持有硕士学位的超过 **150** 人；注册中医和表列中医占 **75**%，其他非中医会员中包括西医、牙医、物理治疗师、护士、美容师、营养师和中医爱好者等。

香港针灸学会以弘扬中医针灸为己任，多年来致力于推广香港针灸科普教育工作，目标是令香港市民更深入了解中医针灸理论知识。《每天健康多一点》就是香港针灸学会与一群热爱中医事业、致力推动香港中医科普教育为理想的青年中医师携手合力之作。希望能将传统针灸的理论知识，揉合灵活生动有趣的表达方法，把祖国传统医学发扬光大。通过提供对防治疾病的指导和帮助，以提高市民体质健康发展的水平为目标。